高职高专“四真课程”活页教材

中药制剂生产实训

（供中药制药及相关专业用）

主　编　牛小花　邹隆琼

副主编　陈洪源　王铁军

编　者（以姓氏笔画为序）

王　俊（重庆三峡医药高等专科学校）
王立青（重庆三峡医药高等专科学校）
王铁军（重庆三峡云海药业股份有限公司）
牛小花（重庆三峡医药高等专科学校）
朱小龙（重庆三峡医药高等专科学校）
李　祥（重庆三峡医药高等专科学校）
邹隆琼（重庆三峡云海药业股份有限公司）
陈洪源（重庆三峡医药高等专科学校）
徐　红（重庆三峡云海药业股份有限公司）
黄　倩（重庆三峡医药高等专科学校）
喻　超（重庆三峡医药高等专科学校）
蔡兴东（重庆三峡医药高等专科学校）
管发令（重庆三峡云海药业股份有限公司）
熊小青（重庆三峡云海药业股份有限公司）

中国健康传媒集团
中国医药科技出版社

内容提要

本教材为“高职高专‘四真课程’活页教材”之一，依据企业真实生产任务，选取常见的中药制剂剂型的生产作为载体，包括进出洁净区管理以及玄麦甘桔颗粒、还少胶囊、小儿清热止咳口服液等常见剂型的生产。每个生产项目又根据制备工艺分为若干任务，突出培养学生的实际操作能力以及综合应用能力，注重培养学生树立“质量第一，安全生产”的意识。本实训教材中每个任务的典型品种，所涉及的生产任务书、标准操作规程以及生产设备等都来自于重庆三峡云海药业股份有限公司。

本教材可供全国高职高专院校中药制药及相关专业使用。

图书在版编目（CIP）数据

中药制剂生产实训 / 牛小花，邹隆琼主编．—北京：中国医药科技出版社，2023.12
ISBN 978-7-5214-4373-8

Ⅰ.①中…　Ⅱ.①牛…②邹…　Ⅲ.①中药制剂学—高等职业教育—教材　Ⅳ.①R283

中国国家版本馆CIP数据核字(2023)第233185号

美术编辑　陈君杞
版式设计　友全图文

出版　**中国健康传媒集团**｜中国医药科技出版社
地址　北京市海淀区文慧园北路甲22号
邮编　100082
电话　发行：010-62227427　邮购：010-62236938
网址　www.cmstp.com
规格　787 × 1092mm $^1/_{16}$
印张　8 $^1/_2$
字数　210千字
版次　2024年1月第1版
印次　2024年1月第1次印刷
印刷　北京京华铭诚工贸有限公司
经销　全国各地新华书店
书号　ISBN 978-7-5214-4373-8
定价　39.00元

出版说明

近几十年来，我国职业教育改革取得了巨大的进展与成就，尤其是《国家职业教育改革实施方案》《关于深化现代职业教育体系建设改革的意见》等指导性文件的出台，为中国职业教育走向世界指明了道路与方向。但普遍而言，职业教育教材的开发与研制仍然任重道远。《国家职业教育改革实施方案》明确指出“建设一大批校企‘双元’合作开发的国家规划教材，倡导使用新型活页式、工作手册式教材并配套开发信息化资源”。《关于深化现代职业教育体系建设改革的意见》也提出“优质教材建设将重点面向战略性新兴产业、先进制造业、现代服务业、现代农业等领域，深化产教融合、协同育人，科学严谨、内容丰富、形态多样、反映行业前沿技术，鼓励行业牵头或行业、企业、学校等共同开发”。

为落实国家职业教育改革的相关要求，重庆三峡医药高等专科学校努力践行产教融合、校企合作。教师按照真实环境、真学、真做、掌握真本领的要求开展教学活动，建立基于工作过程的“四真”行动式教学模式。将教学“以教师为中心”转变为“以学生为中心”，将学生由“被动学习”转变为“主动学习”，教师精心设计、导演，把教学内容巧妙地隐含在每个“职业工作活动”中，学生通过完成一个个“职业工作活动”，自己提出问题，并经过思考和教师的指导，自己解决问题。整个教学过程中，企业导师全程主导或参与，取得了较好的教学效果。为总结教学改革经验，并更好地服务“四真课程”教学模式，经学校教材建设指导委员会审定，组织了校企双方生产与教学的多名一线专家，编写了本套高职高专“四真课程”活页教材。

本套教材具有以下特点：

1.教材紧密围绕真实任务、项目、产品、内容等驱动载体，创设学习情境，实施完整的职业活动，助力教师实现完整、真实的教学过程。

2.教材设定的学习情境与真实环境高度相仿，教材涉及实训设备设施为真实设备设施，并参照企业真实的技术和装备水平。

3.教材每个工作任务按照任务目标、任务分析、相关知识、任务实施、任务评价、拓展提高、课后训练等几个步骤与内容进行设计与实施。

因“四真课程”教学模式改革不能一蹴而就，目前出版的教材只是针对已有明显成果的总结与固化，后续还将根据教学改革的继续实施陆续出版相关教材。

前 言 PREFACE

中药制剂生产实训是中药制药专业的实训课，是在中药制药专业人才培养方案的基础上，以中药制剂技术、中药制药设备、中药炮制技术、中药化学实用技术等基本理论和基本技能为基础，结合《高等学校课程思政建设指导纲要》《高等职业学校专业教学标准》《中华人民共和国药典（2020年版）》《药品生产质量管理规范（2010版）》等的相关要求，以专业人才培养目标为依据，结合中药制药企业重庆三峡云海药业股份有限公司实际生产岗位开发的专供中药制药专业使用的校企合用的实训教材。

本教材的编写体现高职教育校企合作的特点，明确教材定位，强调教材的针对性和实用性。以任务驱动、项目教学为基础，依据企业真实生产任务，选取企业常见的中药制剂剂型的生产（工作任务）作为载体，将制剂所需的知识和技能贯穿于实训任务之中，让学生置身于生产岗位，体验制剂生产的全过程，以提高学生校内学习与实际工作的一致性，提升学生的综合职业能力，使之更能够适应企业的需求，提高就业竞争力。

本教材内容主要分为四个工作项目，包括进出洁净区管理、玄麦甘桔颗粒的生产、还少胶囊剂的生产、小儿清热止咳口服液的生产，包括了药品生产企业中的常见剂型的生产制备。每个生产项目又根据制备工艺分为若干任务，突出培养学生的实际操作能力以及综合应用能力，注重培养学生树立“质量第一，安全生产”的意识，严格执行GMP管理，养成严谨、负责的工作态度和实事求是、一丝不苟的职业习惯；具有成本和安全意识，培养良好沟通表达能力。本实训教材中每个任务的典型品种，所涉及的生产任务书、标准操作规程以及生产设备等都来自于重庆三峡云海药业股份有限公司。

本实训教材由具有丰富的教学、行业等相关工作经验的学校教师、企业工程师、生产车间主任等共同编写，在编写过程中，得到了校、院领导和相关企业的大力支持，在此表示感谢。另外本教材引用了相关教材及药学工作者的研究成果，在此一并表示衷心感谢。

由于编者水平有限，时间仓促，不足之处在所难免，诚恳欢迎读者批评指正。

编 者

2023年10月

CONTENTS 目 录

项目一　进出洁净区管理

任务1　人员进出

一、学习目标

1. 掌握人员进出洁净区基本要求。

2. 能够理解GMP关于洁净厂房、设施及设备的相关内容，并按照相关要求正确进行更衣、洗手、消毒等操作。

3. 具有树立环保、节能、质量第一和安全生产的意识。

二、任务书

人员进出洁净区需要执行《人员进入生产区标准操作规程》，以减少或者预防污染，每一位进出洁净区的工作人员都需要完成更衣、洗手环节。（表1–1）

表1–1　进入洁净区更衣洗手

项目	内容	备注	签字
车间	车间名称		
更洁净服	按照正确的更衣顺序完成更衣		
洗手消毒	正确的洗手步骤		
人员定制	进入车间人员人数		

三、获取资讯

1. GMP中对人员卫生管理的相关条款

第二十九条　所有人员都应当接受卫生要求的培训，企业应当建立人员卫生操作规程，最大限度地降低人员对药品生产造成污染的风险。

第三十条　人员卫生操作规程应当包括与健康、卫生习惯及人员着装相关的内容。生产区和质量控制区的人员应当正确理解相关的人员卫生操作规程。企业应当采取措施确保人员卫生操作规程的执行。

第三十一条　企业应当对人员健康进行管理，并建立健康档案。直接接触药品的生产人员上岗前应当接受健康检查，以后每年至少进行一次健康检查。

第三十二条　企业应当采取适当措施，避免体表有伤口、患有传染病或其他可能污染药品疾病的人员从事直接接触药品的生产。

第三十三条　参观人员和未经培训的人员不得进入生产区和质量控制区，特殊情况确需进入的，应当事先对个人卫生、更衣等事项进行指导。

第三十四条　任何进入生产区的人员均应当按照规定更衣。工作服的选材、式样及穿戴方式应当与所从事的工作和空气洁净度级别要求相适应。

第三十五条　进入洁净生产区的人员不得化妆和佩戴饰物。

第三十六条　生产区、仓储区应当禁止吸烟和饮食，禁止存放食品、饮料、香烟和个人用药品等非生产用物品。

第三十七条　操作人员应当避免裸手直接接触药品、与药品直接接触的包装材料和设备表面。

同时，在第一百零三条、第一百零六条对物料的卫生做了要求。在第一百九十七条、第一百九十八条、第二百零一条、第二百零二条、第二百零三条、第二百零六条、第二百零七条中对生产中的卫生进行了要求。

2. 人员卫生概述

人的体表、口腔带有大量的微生物，是药品生产最大的污染源，如何有效地防止人员对药品的污染呢？GMP明确规定了需要采取的措施。

所有人员均应接受过卫生培训。培训内容应包括制药厂内常规卫生要求及进入级区时应遵守的着装、洗手等程序以及操作中的卫生要求，这些程序均应有书面规程加以规定。进入级区的更衣程序必要时应附图片加以示例。

3. 健康体检

所有人员在招聘时均应接受健康检查，只有符合要求的人员方可被录用。

直接从事药品生产的人员应每年接受一次体检。体检不合格者，应调离工作岗位。

任何患传染病或传染病的健康带菌者，均不得从事药品生产。任何有外部伤口的人员不得从事处理暴露的原料、中间体或散装成品的工作。

4. 基本卫生要求

不同级区应有与其相应的工作服、工作鞋，并应易于区分。室外穿的便服不得带进通向B、C 级区的更衣室。洁净区内不得佩戴手表、饰品，不得涂抹化妆品；不允许吃东西、嚼口香糖等。除笔、记录本外，不能将香烟、食品、钱票、私人药物等物品带入工作场所。操作人员应避免裸手接触暴露的药品及与药品接触的设备表面，以防污染。未经培训的人员不得进入生产区和质量控制区。

5. 着装要求

必须按书面规程所规定顺序进行换装。各级区着装要求如下。

D级区：应将头发、胡须遮盖，穿一般保护服和合适的鞋子或鞋套。

C级区：应将头发、胡须遮盖。工作服手腕处应可收紧，领高，可为单件式或双件式套装。工作服和鞋子均不得脱落纤维或粒子。

A/B级区：应用头罩将所有头发以及胡须遮盖，头罩应塞进衣领内，应戴口罩以防液滴散发。应戴经灭菌的橡胶或塑料手套和脚套。裤脚应当塞进脚套内，袖口应塞进手套内。工作服应不脱落纤维或粒子，并且能滞留身体上散发的粒子。每开始一项作业均应更换一次清洁的无菌工作服、口罩和手套。作业期间应经常消毒手套。最好用单独的洗衣设备清洗级区工作服。应有书面规程规定级区工作服的清洗和处理，应当确保衣服上不得沾有在使用期间可能会脱落的污染物，并不得损坏纤维从而增加散发粒子的危险。

6. 更衣风险评估

表1-2　更衣风险评估表

更衣风险因素	风险描述	风险可能导致结果	风险控制措施	还有哪些措施?
人员	未掌握正确的更衣程序	更衣不正确，不能有效控制微生物，造成污染	1.对人员进行更衣验证方案培训。 2.对最后一次更衣后的无菌服进行验证，证明其正确，不会造成污染	
	未对所有进入无菌洁净区的操作人员、QA进行更衣程序确认	可能会导致更衣不正确，不能有效控制微生物，造成污染	对所有进入无菌洁净区的操作人员、QA进行更衣程序确认	
更衣使用文件	规程版本不正确或缺少相关操作文件	确认工作涉及操作缺少有效依据，确认结果可信度受影响	确认更衣程序，确认涉及相关文件均为现行有效版本	
灭菌设备	灭菌器不能对洁净服有效灭菌	洁净服不符合标准，微生物超标	对灭菌柜温度均匀性和灭菌效果进行验证，确保其能均匀有效灭菌	
洁净服取样	未选择洁净服最有代表性的部位取样	结果不能反映洁净服微生物情况	根据GMP实施指南和验证指导原则及洁净服实际情况进行取样	
	取样人员未按验证方案执行	结果不能反映真实情况	加强取样人员的培训	
	样品未能代表取样部位所有的微生物情况	结果不能正确反映取样情况	确保取样人员资质和取样效果	

四、问题引导

1. 车间卫生重不重要，为什么？

____

____

2. 通过所学内容，写出几种致病菌。

____

____

3. 更衣过程的质量控制点在哪里？

____

____

五、任务实施

1. 目的

规范人员的净化、更衣程序，以确保人员按此程序操作后进入生产区不会造成产品污染。

2. 范围

进出生产区的所有人员。

3. 职责

(1)进出生产区的全体人员均应按此规程执行。

(2)车间主管、车间工艺员、QA人员负责对本规程的执行情况进行监督指导。

4. 内容

(1)进入一般生产区的净化更衣程序　人员进入一般生产区的更鞋存包室，关门；坐在更鞋柜上，脱掉鞋子，并将鞋子放入靠近非生产区一侧的鞋柜中，然后转身坐到更鞋柜的另一侧面(靠近生产区)，从一般生产区鞋存放柜中取出生产区鞋穿上；进入一般生产区更衣间，脱掉外衣放入更衣存放柜中，洗手、烘干，再取一般生产区工作服穿上(先戴帽子，再穿一般生产区工作服)，对镜整衣，出更衣间进入一般生产区。

(2)进入洁净生产区的净化更衣程序

①进入洁净区的更鞋缓冲间，关门，坐在更鞋柜上，脱掉一般生产区鞋，将鞋放入靠近一般生产区侧的鞋柜中，然后转身坐到更鞋柜的另一侧面(靠近洁净生产区)，从洁净区鞋存放柜中取出洁净区鞋穿上；然后进入脱外衣室，关门，脱掉一般生产区工作服并整齐地挂置在墙壁上，洗手、烘干，再进入更洁净衣室，关门，然后取洁净衣穿上(依次穿戴好帽、口罩、上衣、裤)，对镜整衣，检查是否已将头发、胡须等相关部位全部遮盖；进入缓冲间，关门，手部消毒，进入洁净区走廊，关门。

②洗手的操作程序：先用水将手部淋湿，按压洗手液瓶喷头，将洗手液喷到手掌上，然后双手掌心对着掌心搓擦十余次，再掌心对着手背各搓擦十余次，再手指交错对搓擦十余次，两手互握搓指背各十余次，然后拇指在掌中转动搓擦各十余次，最后指尖在掌心搓擦各十余次，用水冲洗净洗手液、烘干。并填写记录表格1-3。

表1-3　员工洗手消毒记录

频次：每日一次　　　　　　　　　　　　年　　月

日期	洗手	手消毒	员工签认	检查人
1				
2				
3				
…				
26				

续表

日期	洗手	手消毒	员工签认	检查人
27				
28				

备注：符合要求打√;不符合打×。

（3）出生产区的更衣程序

①出洁净生产区的更衣程序：进入洁净区更衣室，关门，将所穿的洁净区工作服脱下（依次脱去裤子、上衣、帽、口罩），装入存衣袋中，再将存衣袋放入脏衣存放桶内由清洁工收集清洗，在脱外衣室内穿上一般生产区工作服，进入更鞋室，关门，取出靠近非洁净区一侧鞋柜中的一般区域用鞋穿上，将洁净区域所穿的鞋放入旁边的脏鞋存放桶中（由清洁工收集清洗），出更鞋室，关门。

②出一般生产区的更衣程序：进入一般生产区更衣室，关门，将所穿的一般生产区工作服脱下，整齐叠放在存衣柜中，已脏的工作服放入脏衣存放柜中由清洁工收集清洁；换上自己的外衣，出更衣室，进入一般生产区更鞋室内，将一般生产区鞋放入靠近生产区一侧的存鞋柜中，已脏的鞋放入脏鞋存放桶中由清洁工收集清洁，取出靠非生产区一侧鞋柜中的鞋换上，即可出生产区。

六、评价反馈

1. 指导老师评价

表1-4　指导老师评价

评价内容	技能要求	分值	得分
D级更衣前准备	1. 有无经过更衣培训。 2. 室外穿的便服不能带进洁净区。 3. 检查有无佩戴各种饰品等私人物品	20	
进入D级洁净区更衣、洗手	1. 按要求检查洁净服是否在洁净有效期内。 2. 进入洁净生产区的净化、更衣程序。 3. 洗手的操作程序。 4. 出生产区的更衣程序	40	
消毒	1. 检查消毒液是否过期。 2. 按要求进行手消毒。 3. 能正确对洁净服进行全身的喷淋	10	
出洁净区方法	1. 出洁净区室，关门。 2. 将所穿的工作服脱下，存放柜中由清洁工收集清洁；换上自己的外衣，出更衣室。 3. 更换鞋子	20	
其他	正确回答带教老师提出的问题	10	

2. 学生自我评价

表1–5　学生自我评价

学生姓名：	
你是否参与了卫生以及更衣培训？	
你是否会更衣的基本流程？	
知道更衣过程的质量控制点吗？	
你认为本次更衣活动还有哪些需要改进的地方？	
本次更衣你有什么收获？你都学到了哪些内容？	

七、车间能量站

如果员工能够自觉地对于一颗螺丝钉的放置、一张标签粘贴的位置、一个标示牌内容的填写等细节都照规定做到位了，那就反映出对产品质量的负责程度，反映出员工真正地把GMP的思想和意识渗透于日常行为之中了；如果这种行为由个别发展到全员时，企业的管理就会提升到更高的境界。

任务2　物料进出

一、学习目标

1. 掌握物料的概念、物料管理的内容。
2. 能对物料进行外包装清洁，正确进出物流通道。
3. 具有从事药物制剂工作应该遵循的价值观念、伦理原则和行业标准。

二、任务书

根据批生产指令，领取生产相关的物料，领料单见表1–6。

表1–6　领料单

<table>
<tr><td>领料岗位</td><td colspan="3"></td><td>发料单位</td><td></td></tr>
<tr><td>品名</td><td colspan="3"></td><td>规格</td><td></td></tr>
<tr><td>批号</td><td colspan="3"></td><td>批量</td><td></td></tr>
<tr><td rowspan="2">物料名称</td><td rowspan="2">代码</td><td rowspan="2">规格</td><td rowspan="2">单位</td><td colspan="2">数量</td></tr>
<tr><td>请领</td><td>实领</td></tr>
<tr><td></td><td></td><td></td><td></td><td></td><td></td></tr>
<tr><td></td><td></td><td></td><td></td><td></td><td></td></tr>
<tr><td></td><td></td><td></td><td></td><td></td><td></td></tr>
<tr><td>发料人：</td><td colspan="2">领料岗位负责人：</td><td colspan="2">领料人：</td><td>复核人：</td></tr>
</table>

三、获取资讯

1. 概述

药品生产是将物料加工转换成产品的一系列实现过程。产品质量基于物料质量，形成于药品生产的全过程。可以说，物料质量是产品质量的先决条件和基础。药品生产的全过程是从物料供应商的选择，到物料的购入、储存、发放和使用（生产）、销售，直到用户。

物料管理的对象是物料、产品，其中物料包括原料、辅料、包装材料，产品包括中间产品、待包装产品和成品。

2. 管理

物料的管理环节涉及购入、储存、发放及使用的通用管理，内容涉及供应商评估、物料购进、验收、取样检验、物料储存、物料代码与批号等，归纳起来可以分为：规范购入、合理储存、控制放行与发放接收，可追溯。

（1）规范购入　药品生产所用物料应从符合规定的单位购进，并按规定验收入库，原料、辅料、内包装材料进入公司后，采购员首先检查采购合同履行情况，物料管理员核对供应商名称、供应产品名称、生产地址，以确定供应商是否为合格供应商，再核对原辅料的品名、规格、数量、原厂批号等是否与随货同行单的单据相符。符合要求的原辅料，目检物料是否被污染，无污染的准予进库，挂待验牌，及时向相关部门请验。

（2）合理储存　原辅料、内包材、印刷类包材、成品、特殊物料分类存放，分类时根据物料对贮存条件的要求分区存放。常温、阴凉、冷藏应分开；固体、液体原料应分开；挥发性及易串味原料避免污染其他物料；特殊管理物料按相关规定储存和管理并立明显标志。

物料储存必须确保与其相适宜的储存条件，来维持物料已形成的质量，此条件下物料相对稳定。不正确的储存会导致物料变质分解和有效期缩短，甚至造成报废。物料应根据其性质有序分批贮存，并规定储存条件。①温度。冷藏：2~10℃；阴凉：20℃以下；常温：10~30℃。②相对湿度。一般为45%~75%。③储存要求。遮光、干燥、密闭、密封、通风等。

（3）放行与发放　物料管理的主要目的是防止不合格物料投入使用，因此需要对物料是否可以发放和使用进行控制，并使用指令控制发放接收的物料种类和数量，降低混淆、差错的可能。不合格物料、产品的每个包装容器上均应有清晰醒目的标志，并在隔离区妥善保存。

（4）物料状态与控制　物料的质量状态有三种，分别为待验、合格、不合格，使用黄、绿、红三种不同颜色来明显区分，以避免物料在储存发放和使用时发生混淆和差错：①待验—黄色，表示处于搁置、等待状态；②合格—绿色，表示被允许使用或被批准放行；③不合格—红色，表示不能使用或不准放行。

（5）发放和使用　物料和产品应当根据其性质有序分批贮存和周转，发放的物料必须具有放行通知单，并严格执行“先进先出、近效期先出”原则。物料的发放和使用过程中必须复核品名、规格、数量、合格状态、包装完整等，必须复核无误后方可发放和使用。

（6）可追溯　药品生产是物料加工转换成品的过程，药品的质量基于物料质量，形成于生产全过程。要保障和追溯药品质量就必须使整个物料管理系统有效追溯。接收物料时均应根据《物料代号编码管理规程》和《物料代号对照表》做好记录，内容包括：①内部所用物料名称和（或）代码；②接收后制定的批号或流水号。

3. 物料的编码系统

明确物料的分类，对物料进行统一分类并编制专一代号，规定物料进厂批号的编制方法可以有效防止混淆和差错。①物料代码：对每一种物料编制唯一的代码，即使同一物料，规格不同其代码也不同，通过物料代码能有效识别物料的种类、具体名称、规格及其标准，根据物料代码领取物料，能有效防止混淆和差错。②物料批号：对每一物料的不同到货批次编制唯一的物料编号，它随着物料的流转而流转，通过物料批号使任何一具体批次的物料在企业的购进、验收、取样检验、储存、发放、使用等信息联系起来，使物料便于识别、核对和追溯。③产品：用于识别批次的一组数字或字母加数字，用以追溯和审查该批药品的生产历史。

4. 账、卡、物相符

（1）物料账是指同一种物料的相关信息登记，包括来源、去向和结存数量。

（2）货位卡是用于标示一个货位的单批物料的产品品名、规格、批号、数量和来源去向的卡。账、卡、物相应信息必须保持一致，物料发放的同时应在卡上进行记录，卡建立了账和实物之间的联系，通过账、卡、物核对，能及时有效地发现混淆和差错，卡不仅是货物的标示，还是追溯的重要凭据，物料去向的记载须注明用于生产的产品名称和批号。

5. 退库

剩余物料办理退库时，退料员及仓储管理员应共同认真核对物料名称、规格、数量以及相关记录，双方在退料单据上签名。退库的物料按品种、进厂批号存放，并登记分类账。退库的物料下次发放时应先发放。

6. 特殊物料的管理

（1）验收　麻、精、毒、放及易燃易爆类物料进入公司后，仓管员应核对品名、规格、数量，严格逐件检查外包装，进库后，分类定置堆垛。

（2）储存　①麻、精、毒、放及易燃易爆类物料应专区定置储存，钥匙由仓管员专人保管（必要时双人双锁管理）；②储存此类药品仓库的各种设置必须符合防火、防爆要求，配备足够消防器材；③储存的物料不得妨碍消防器材的使用；④储存时间过长，一时不能使用的此类物料，应报物料管理部及时处理。

（3）领用　①麻、精、毒、放及易燃易爆类物料的领用必须说明用途，经物料管理部部长（或授权人）签字后限量发放；②使用部门用剩的此类物料应妥善保管或作退库处理。

（4）印刷包装材料　印刷包装材料指具有特定式样和印刷内容的包装材料，如标签、说明书、纸盒等。

7. 药品的出库验发

药品出库是药品在流通领域中的一个重要环节，也是防止不合格药品流入市场的重要关卡。药品的出库验发是指对销售、调拨的药品在出库前进行检查，以保证其数量准确、质量合格。药品验发是一项细致而繁杂的工作，必须严格执行出库验发制度，具体要求做到以下几点。

坚持“三查六对”制度，药品出库验发，首先是将发票进行“三查”，即查核购销单位、发票印鉴、开票日期是否符合要求；然后将发票与实物进行“六对”，即对货号、品名、规格、单位、数量、包装是否相符。按照“四先出”和按批号发货的原则，“四先出”即先产先出、先进先出、易变先出、近期先出。

四、问题引导

1. 物料进出洁净区为什么走物流通道？

____

____

2. 物料实行色标管理，红色、绿色、黄色分别代表物料的什么状态？

____

____

3.“三查六对”和“四先出”包括哪些内容？

____

____

____

五、任务实施

1. 目的

建立物料、工器具进出洁净区的净化规程，防止污染。

2. 范围

本规程适用于所有进出洁净区的物料、容器、工具的管理。

3. 职责

车间管理人员、操作人员、QA、设备维修人员等对本标准规程的实施负责。

4. 内容

（1）物料进入

①原辅料、包装材料进入洁净区，物料员将能脱外包装的物料在拆包间内脱去外包装，并在物料内包装外表面贴上物料卡，不便于脱去外包的物料，外表面先用75%的乙醇擦拭消毒，将已清洁干净的物料通过气闸室运到黄线位置（人不能超黄线），由洁净区内的人员通过气闸室另一侧的门取出，气闸室双侧的门不得同时开。进入洁净区物料暂存于原辅料存放间或送至相应的使用岗位。

②文件、记录等材料需进入洁净区，由非洁净区人员将物品放入传递窗内，开起紫外

照射30分钟，由洁净区内人员打开取出，传递窗双侧门不得同时开。

（2）物料出洁净区　洁净区物料、容器具等出洁净区：需传出的物料、容器具等通过气闸室传出，内包装后的产品通过联锁传递窗传送至外包装间，洁净区内产生的废弃物通过废弃物传递窗传出室外；传递过程中要保持传递窗风机处于开启状态，先将需传出的物品放入气闸室或传递窗，然后关闭内门，从另一侧打开外门，将物品传递出洁净区。

六、评价反馈

1. 指导老师评价

表1-7　指导老师评价

评价内容	技能要求		分值	得分
物料进入洁净区	一般生产区	1. 检查核实清场情况，检查清场合格证。 2. 物料员将能脱外包装的物料在拆包间内脱去外包装，并在物料内包装外表面贴上物料卡。 3. 不便于脱去外包的物料，外表面先用75%的乙醇擦拭消毒。 4. 将已清洁干净的物料通过气闸室送到黄线位置	40	
	物料进入洁净区	1. 洁净区内的人员通过气闸室另一侧的门取出，气闸室双侧的门不得同时开。 2. 进入洁净区物料暂存于原辅料存放间或送至相应的使用岗位		
物料出洁净区	1. 需传出的物料、容器具等通过气闸室传出。 2. 内包装后的产品通过联锁传递窗传送至外包装间。 3. 洁净区内产生的废弃物通过废弃物传递窗传出室外。 4. 传递过程中要保持传递窗风机处于开启状态，先将需传出的物品放入气闸室或传递窗，然后关闭内门，从另一侧打开外门，将物品传递出洁净区		40	
清场	1. 生产场地清洁。 2. 工具和容器清洁。 3. 剩余物料正确退回		10	
其他	正确回答带教老师提出的问题		10	

2. 学生自我评价

表1-8　学生自我评价

学生姓名：	
你是否参与了物料进出操作中，清除包装或者消毒工作？	
你是否会开关传递窗？	
除了完成任务，你还主动做了哪些工作？	
你认为本次实践活动还有哪些需要改进的地方？	
本次实践你有什么收获？你都学到了哪些内容？	

七、知识拓展

表1-9　原辅料的领取、验收、储存监控

项目	标　准	检查方法	不合格品处理	检查人
操作室	拆包室受控，遵照洁净区管理；缓冲室相对于拆包室压差≥10Pa	现场检查	纠偏至合格，方可使用	工艺员 QA
领取	程序正确，台账、记录真实、准确、及时	文件检查	纠正，重新履行程序、记录	工艺员 QA
	外包完整、无污染、标识清晰，在有效期或贮藏期内，具有放行单	实物核对	外包污损、标识不清的退库，隔离、设置“待验”标识，待处理； 超过有效期或贮藏期的，退至不合格品库，设置“不合格”标识	
	物料签内容齐全、准确	实物核对，必要时数量再核对	品种错误，立即冻结物料，启动调查程序，依据调查结果予以处理，并记录；数量错误，领发及QA三方核对，查明原因，确认无潜在质量风险予以补足，并记录	
验收、复核	车间内部流转，履行验收、复核程序	文件检查	没严格履行复核程序处置的物料，责令停止流转，重新履行验收、复核程序	工艺员 QA
	物料分类、分批码放，具有物料签，设置有标识	现场检查，必要时数量再复核	按照要求重新码放、设置标识。无物料签的重新称量、复核，贴签	工艺员 QA
除外包、清洁	拆包现场清场合格，拆包工具清洁、实用	现场检查	清场不合格的，封存待处理物料，重新清场，QA评价合格后，再操作	工艺员 QA
	外包清洁；内包无破损、清洁，不存在二次污染	现场检查	外包清洁至合格；内包破损的，采取措施保证密封，重新外包，退库，隔离、设置“待验”标识，待处理；内包清洁不合格的，重新清洁至合格	工艺员 QA
消毒	物料整齐码放于手推车，放在缓冲室标线外侧；相对于拆包室压差≥10Pa	现场检查	纠偏至合格	工艺员 QA
	75%乙醇擦拭	文件检查、现场测试	不合格的立即更换，并检测合格，方可执行消毒程序	工艺员 QA
储存	清场、清洁合格	现场检查	清场不合格的，封存待处理物料，重新清场，QA评价合格后，再操作	工艺员 QA
	物料分类、分批暂存于货架上，件件有签，设置标识	现场检查	现场不合格的责令纠偏；缺少物料签的，重新外包，退库，隔离、设置“待验”标识，待处理	工艺员 QA
	储存时间不得超过本班次的生产周期；下批次需要使用的原辅料，称量、贴签，可以临时至下班次使用	现场检查	不使用的物料，按照物料流转的反程序，内包密封，外包严密，标识清晰，责令退库。下次生产时，首发使用	工艺员 QA

续表

项目	标　　准	检查方法	不合格品处理	检查人
记录	记录准确、真实、及时、清晰	现场检查	纠正、培训	工艺员 QA
定置堆放	无失控的物料、工器具、文件等	现场检查	纠正、培训	工艺员 QA

八、车间能量站

1. 如何把物料管理好？

2. 凡事无小事，简单不等于容易。

3. 海尔集团张瑞敏曾说过："把每一件简单的事做好就是不简单，把每一件平凡的事情做好就是不平凡!"

项目二　玄麦甘桔颗粒的生产

任务1　制粒与干燥

一、学习目标

1. 掌握湿法制粒的生产工艺流程。

2. 能熟练操作混合机、制粒机、沸腾干燥机并按处方和工艺流程生产出合格的产品。

3. 具有药品质量观和“依法生产”意识，树立药品质量使命感和责任感；锻炼团队合作精神。

二、任务书

根据玄麦甘桔颗粒剂的生产指令（表2-1），领取浸膏、糊精等制粒相关的物料。

表2-1　制剂批生产指令

产品名称	玄麦甘桔颗粒	规格	每袋装5g（未添加蔗糖）		产品批号	
生产周期	年　月　日至　年　月　日				工艺规程编号	TS-09-007
批　量	万袋		依　据	《玄麦甘桔颗粒工艺规程》		
名　称		物料代码	单位	领料量	备注	
玄麦甘桔颗粒浸膏		Z027	kg			
糊精		F011	kg			
备注：						
制表人：				制表日期：　年　月　日		
车间主管：				签发日期：　年　月　日		
质量管理部QA主管：				审核日期：　年　月　日		

三、获取资讯

1. 制粒概述

制粒是把粉末或水溶液等状态的物料通过加工制成具有一定形状与大小颗粒的

操作。

中药颗粒剂生产工艺流程为：原辅料处理制粒→干燥→(整粒) →质检→包装。中药颗粒剂的原料必须根据药材及其有效成分的性质、制备的颗粒剂的种类要求进行预处理。水溶性颗粒剂原料的处理多采用煎煮法提取，对于含挥发性成分的药材常用“双提法”后经浓缩干燥得到清膏或干浸膏。酒溶性颗粒剂原料的处理应选择与欲饮白酒醇量相同的乙醇为提取溶剂，多采用渗漉法、浸渍法或回流法进行提取，所得提取液回收乙醇后，浓缩成清膏。混悬型颗粒剂一般将处方中含挥发性或热敏性成分的药材、贵重药材粉碎成细粉。泡腾性颗粒剂原料药材按水溶性颗粒剂原料处理方法进行提取、纯化与浓缩，将制成的清膏或干浸膏粉分成两份，一份加入有机酸制成酸性颗粒，另一份加入弱碱制成碱性颗粒，分别干燥，混匀，包装，即得。制粒所用辅料应经过粉碎、过筛处理，粒度要求一般控制在80~120目之间。

同一处方，运用不同的制粒方法，制得颗粒的形状、大小、强度会有所不同，崩解性、水溶性也不同。因此，制粒时应根据颗粒的特性选择适宜的制粒方法。

2. GL-300型湿法制粒机的标准操作规程

（1）开机前准备工作

①检查压缩空气气源压力，压力是否在0.6MPa左右。

②电源是否接通，电源电压为380V。

③检查水源是否接通，含纯化水、工业用水。

④检查搅拌桨和切碎刀中心部的进气是否正常。

⑤开机前须用手转动搅拌桨和切碎刀，确定正常后方可进行以下步骤。

⑥接通电源，查看设备面板显示是否正常。

⑦更换设备状态标识。

（2）面板操作

①释放所有急停按钮，将电源开关打向【ON】，进入操作界面。

②进入开机界面选择生产控制选项，在该界面输入当批次所生产的药品基本信息，确认后进入操作界面。

③进入生产基本参数设置界面，设置基本参数，含预混转速、混合转速、初始间隔时间、出料阀到位延时时间等。

④清洗参数设置、报警参数设置等具体参数的设置见设备使用说明书。

⑤进入操作面板，根据生产品种选择工艺（工艺参数已提前录入机器系统）。

（3）自动生产操作

①生产操作须在完成面板上设定完毕，并确定能源及制粒物料准备到位的情况下方可进行以下步骤。

②打开压缩空气总阀、纯化水阀门。

③进入操作面板选定工艺配方程序，选择自动并确认，电机运行湿法制粒机开始进料

并进行预混。

④设备在选择自动生产的情况下进行预混、混合、制粒、整粒、切割、出料等工序，操作中不可随意停止程序。

（4）手动生产操作

①进入操作面板，选定已设置好的工艺配方参数。

②在选择确定后选择手动模式，进行手动模式生产。

③手动生产选择人工进料并进行配比。

④手动生产的过程依次为进料、混合、搅拌（喷浆后）、整粒、出料等。

（5）操作结束停机

①完成生产操作后，在机器处于停止状态下可选择自动清洗与手动清洗两种模式，完成清洗工序。

②完成清洗后，关闭气源、水源，并退出操作界面，关闭电源，按下急停按钮。

（6）注意事项

①在选择自动生产模式下，进料阀只有在真空压力下限以下时才工作，否则关闭。

②在选择自动生产模式下，抽真空阀只有在真空压力上限时才工作，否则关闭。

（7）设备清洁　执行《湿法混合制粒机清洁管理规程》。

3. FL-300流化床沸腾干燥制粒机的标准操作规程

（1）开机前准备工作

①每班使用前，操作人员须检查设备零部件及滤网滤袋等部件是否完好且齐全。

②操作使用前须检查能源设施是否供给正常，如检查压缩空气、蒸汽、电源等。

③完成前两个步骤后更换设备状态标识。

（2）公用系统操作步骤

①打开压缩空气的手动阀门，将阀门置于【ON】，接通压缩空气。

②打开蒸汽的手动阀门，将阀门置于【ON】，接通蒸汽。

③将控制箱上的总电源开关置于【ON】，接通总电源。

④启动控制电源钥匙开关，触摸屏（HMI）上电，自动进入系统控制的首页画面。

⑤安装产品过滤袋和基座密封气囊。

⑥点击【用户管理】进入用户管理画面。

⑦点击【报警信息】进入【报警参数设定】画面，根据工艺需要对所列出的参数进行报警的上、下限值和延迟时间设置。

⑧点击【参数设置】进入参数设置并管理画面。

⑨点击【脉冲清粉】按键，启动脉冲清粉控制程序，对尾气除尘器的滤袋进行清粉。

（3）顶喷制粒——顶喷喷雾制粒操作

①点击【顶喷制粒】，进入顶喷喷雾制粒操作画面。

②点击【程序启】，启动设备的内部控制程序，使设备处于预备操作状态。

③按照喷雾室上的喷枪安装要求将喷枪安装到位，喷嘴垂直朝下。

④将喷枪旋进喷雾室，到位，将床层压差探测气管接插到位。

⑤将物料容器推入到位，并将机械定位锁拉下，锁紧物料容器。

⑥点击【容器升】键后，升起物料容器，使容器间各个活动部分密封。

点击【风机启】启动引风机工作。点击【手动启】，以下功能【加热启/停】【滤袋清粉】【喷雾】【鼓造】处于预工作状态；点击【滤袋清粉】键,自动进行清粉工作；点击【加热启】按键，启动加热，将设备(或者物料)烘干待用。

⑦设备烘干后，投放物料——物料的投放方式有人工投料和真空进料。

⑧调整引风机风量，使物料沸腾在一个合理的流化状态；点击【加热启】按键，启动加热，将物料烘干待用；待物料烘干后，即可将准备好的黏合液进行顶喷制粒。

⑨点击【喷雾】，启动喷雾功能。

(4)顶喷及停机操作

①停止蠕动泵的工作，按【蠕动泵停止】键；同时将液体管道和雾化压缩空气管道移除。

②喷雾雾化压力停止,可按【滤袋清粉】。加热停止，按【加热停】键，物料降温，物料水分达到工艺要求后可停机。点击【手动停】，停止手动功能。点击【风机停】，停止引风机工作。点击【人工清粉】键，进行最后的清粉工作；【程序停】可以停止该操作。点击【基座气囊排气】按键，对安装在基座内的气囊进行排气，使其脱离密封。在点击【基座气囊排气】时，有操作提示，请按照操作提示进行。

③基座气囊排气后，将物料温度传感器和接地线，并将雾化用的气管卸掉。

④将机械定位锁向上拉出，解除物料容器的锁紧。

⑤点击【容器降】键，降下物料容器；同时主风道风门自动关闭。

⑥拉出物料容器出料。

⑦对设备进行彻底的大清洗。大清洗结束后，按相关步骤开机，进行自净烘干作业。自净烘干作业结束后，按相关步骤停机。点击【程序停】，停止控制程序。将操作画面返回到首页。进入【退出】操作提示画面，提示停机或者继续操作。

⑧关闭控制电源钥匙开关，逆时针转动开关，停止。将控制箱上的总电源开关置于【OFF】，关闭总电源。关闭压缩空气手动阀门，将阀门置于【OFF】，关闭压缩空气源。关闭蒸汽的手动阀门，将阀门置于【OFF】，关闭蒸汽源。清洗捕集袋和设备及其他需要清洗的部件。

(5)设备清洁　执行《FL-300流化床干燥制粒机清洁管理规程》。

4. 生产过程中质量控制

(1)生产环境必须符合GMP的相关要求，尤其要考虑药物的吸湿性可能对产品质量的影响。

(2)原料药物与辅料应均匀混合。含药量小或含毒剧药物的颗粒剂，应根据原料药的性质采用适宜方法使其分散均匀。

（3）凡属挥发性原料药物或遇热不稳定的药物在制备过程中应注意控制适宜的温度条件，凡遇光不稳定的原料药物应避光操作。

四、问题引导

1. 制软材的判断标准是什么？生产中制粒方法主要有哪些？

____

____

2. 制粒与干燥过程中的质量控制点有哪些？

____

____

3. 原辅料称量、复核过程中，不合格品如何处理？请填写表2-2。

表2-2　原辅料称量、复核中不合格品的处理记录

项　目	标　　准	检查方法	不合格品处理	检查人
计量	校准，精度复核要求	现场检查 文件检查		工艺员 QA
复核	二人及以上复核	现场检查 文件检查		工艺员 QA

五、任务实施

（一）处方依据

1. 法定处方：《中华人民共和国药典》（简称《中国药典》）（2020年版）

玄参　80g　麦冬　80g　桔梗　80g　甘草　80g

糊精　适量

饮用水[1]、纯化水适量[2]

____

制成500g

2. 生产处方：每批25.0万袋（按照每袋5g计算）

玄参　200kg　麦冬　200kg　桔梗　200kg　甘草　200kg

糊精　适量

饮用水[1]、纯化水适量[2]

____

制成25.0万袋。

注：【1】饮用水用于前处理、提取等生产过程；

【2】纯化水用于制剂湿润剂、工器具清洗等。

（二）制剂工艺流程图

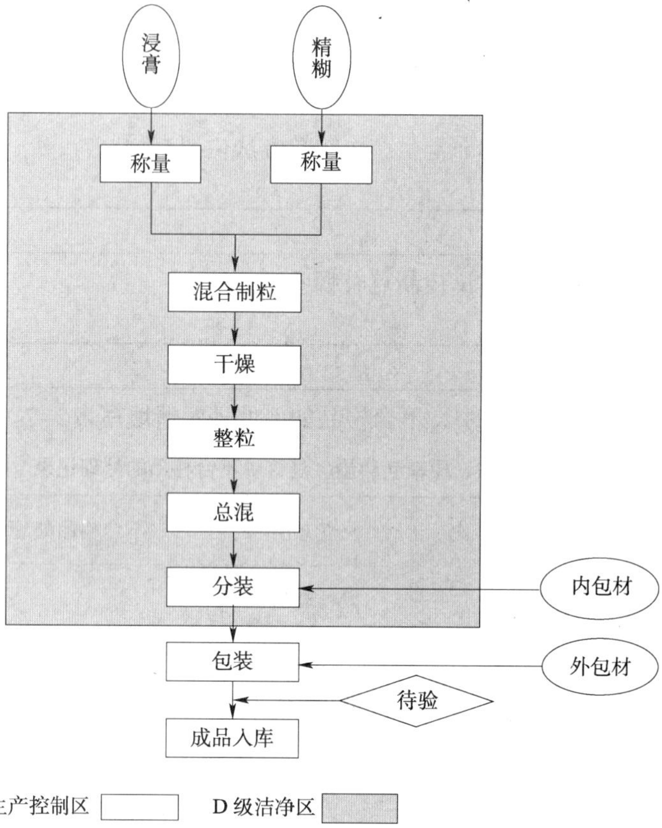

图 2-1　玄麦甘桔颗粒制剂工艺流程图

（三）生产前准备

1. 检查、确认

（1）检查、确认原辅料拆包间，清场合格且在有效期内。

（2）检查、确认工具、容器、工作台面，清洁、无上批遗留物。现场留存有上批《清场合格证》（副本）且在有效期内。

（3）按照规定进行了使用前的清洁或消毒、清场检查，超过有效期或不合格时，依据《清场管理规程》重新清场、检查与评价。

（4）确认缓冲室相对于拆包室压差≥ 10Pa。

2. 原辅料的领取

依据《批指令管理规程》，生产管理部起草《批生产指令单》，送达QA主管逐项复核审定后交负责人签批、生效。车间物料员依据批指令填写《领料单》，前往物控管理部限额领取原辅料。并填写记录，即生产记录表格。

每批理论产25万袋，原辅料的消耗见表2-3，限额领取相应的原辅料。

表2-3　玄麦甘桔颗粒生产批量（25万袋）原辅料限额表

名　称	代　码	数量（kg）
玄麦甘桔颗粒浸膏[1]	Z027	25.0万袋收量[2]
糊精	F011	适量
饮用水	F024	适量
纯化水	F016	适量

注：【1】玄麦甘桔颗粒浸膏，是指在本规程相关表中列入的玄参、麦冬、甘草、桔梗等四味中药饮片经过法定制法的提取所得的浸膏。

【2】由于提取过程中制备的浸膏，其《玄麦甘桔颗粒浸膏质量标准》相对密度1.32～1.35（65℃）的浸膏，故数量是个大概的数值。称量、核对的另一重要的依据是《物料签》记载的玄麦甘桔颗粒的理论成品生产量。

车间物料员、仓管员依据《物料发放管理规程》《物料称量计数管理规程》《车间领用、发放物料管理规程》《物料发放标准操作规程》《领发料标准操作规程》的规定，称量、复核，并填写《称量、记数记录》，领取的物料按照每种物料种类予以包装，张贴《物料签》，并按照批量集中管理、集中运输所有原辅料，数量小、品种多的物料按照批量打包运输。将原辅材料送至固体制剂车间原料拆包间，分类码放整齐。

3. 原辅料验收、复核

车间物料员根据批生产指令将物料发放给工序负责人，双方履行复核程序，对其品种、数量、质量予以确认。若发现异常，立即向车间主任报告，请示处理。

制粒工序负责人、车间物料员认真检查原辅料外包装是否完好，同时依据《批生产指令单》《领料单》，核对原辅料名称、代号、规格、数量、批号、生产厂家、批准文号、检验单号、放行单号；确认准确无误后，在《称量、记数记录》上签名。

4. 原辅料除外包、清洁

按照《物料、工器具进出洁净区标准操作规程》实施清洁、消毒。制粒操作工逐一去除原辅料外包装或进行外表清洁后，贴上《物料签》，注明名称、代号、规格、数量、批号、生产厂家、批准文号、检验单号等，标识卡须经负责人核对。外表清洁处理后的原辅料，必须立即移入缓冲室（D级洁净区，与拆包间正压差≥10Pa），关闭各操作间的门，开启缓冲间的紫外灯，防止再次污染。

5. 原辅料消毒

将进行外表清洁处理后的原辅料整齐地放入不锈钢小推车中，打开缓冲间单门，将原辅料轻轻推入，用75%乙醇消毒，将门关上。

6. 原辅料储存

进入工作间的人员按照《洁净厂房清洁消毒标准操作规程》搞好原辅料暂存室卫生，必要时须用75%乙醇溶液擦拭室内各表面进行消毒，以防止物料二次污染。

按定置管理要求，将室内所有物品、物料摆放整齐。

当完成上述程序后，制粒人员从洁净区另一侧门进入缓冲室，将不锈钢手推车上原辅料送入各工序，糊精轻轻推入称量配料前室，浸膏送制粒岗位，并复核、确认标识无误。

7. 原辅料记录

物料的领取、移交以及清洁、消毒操作，均按照要求填写相应的记录（表2-11）。

8. 原辅料质量监控

授权驻车间质量管理人员（QA）、车间工艺员履行质量监控职责。

原辅料的领取、验收、储存监控的要点，见表2-1。

（四）制软材、制粒、干燥

1. 生产前确认

（1）操作现场确认，现场清场合格且处于效期内。

（2）环境指标符合工艺的要求，见表2-4。

表2-4 沸腾制粒室主要环境指标表

操作间名称	沸腾制粒室	房间编号	4-1-098，4-1-101
项目指标	规定		监测频次
温度（℃）	18~26		每天
相对湿度（RH，%）	45~65		每天
压差（Pa）	操作间与前室≥5Pa		每天
	相对室外（一般控制区）≥10Pa		每天
悬浮粒子最大允许数（粒/米^3）	静态：≥0.5μm，3520000；≥5μm，29000 动态：不作规定		每季度
微生物检测（在动态下进行）*	浮游菌，不大于200cfu/m^3； 沉降菌（Φ90mm），不大于100cfu/h； 表面微生物，接触碟（Φ55mm），不大于50cfu/碟		每季度
其他			定级、确认与验证或根据需要选择

注*：微生物检测，三种方式可以任选一种方法测试。表中的数据为平均值。

（3）原辅料确认，工序负责人领取称量配料、复核完毕的玄麦甘桔颗粒稠膏、糊精，转运至沸腾制粒操作间，再次确认原辅料的种类、数量以及质量状态。

（4）设备确认，沸腾制粒机、湿法混合制粒机、摇摆式制粒机、提升转料机、方形振荡筛处于良好状态，设备清洁，且处于效期内。其他设施、工器具性能良好、清洁。

（5）公用系统确认，蒸气压力符合制粒干燥的工艺要求；纯化水供应可靠；电力符合工艺需要。

（6）文件确认，现场的文件是玄麦甘桔颗粒制粒操作所需，不存在其他无关的文件。

（7）制粒、整粒筛网的目数符合工艺要求，已清洁消毒，干燥，且在效期内。

完成上述确认，且评价为合格后，工序负责人下令进行生产操作。

2. 制软材、制粒、干燥操作程序

（1）每份配料量的糊精加入到湿法制粒机内，关闭湿法制粒机盖并锁紧后，设置搅拌转速150r/min、制粒转速2000r/min、出料速度等参数。

（2）用减量法或直接称量法称取玄麦甘桔颗粒稠膏，加纯化水适量。

（3）装好摇摆式颗粒机制粒筛网(16目筛)，连接摇摆式颗粒机下部湿颗粒接料斗与沸腾干燥制粒机进料口之间的物料连接管道。

（4）开启湿法制粒机对物料进行干混合20秒。

（5）按每锅配料量将浸膏快速加入湿法制粒机中，浸膏加完后继续搅拌混合30～60秒。

（6）启动湿法制粒机出料程序，待软材装至摇摆式颗粒机料斗的二分之一时，启动摇摆式颗粒机制粒。

（7）开启沸腾干燥制粒机风机和加热蒸汽控制阀，控制进风温度为≤120℃。

（8）将湿颗粒吸入沸腾床内进行干燥，一次混合干燥量不得超过四锅湿法制粒机的制粒量，控制干燥物料温度为80～90℃，干燥20～30分钟后停止加热。

（9）待物料温度下降至<60℃，出料。

（10）将干燥后的颗粒盛装于洁净的物料周转桶中，并填写生产记录表（表2-11）。

（11）制软材操作主要工艺参数见表2-5。

表2-5　制软材、制粒、干燥操作主要工艺参数表

序号	项　目	参　数	备注
1	搅拌转速	150r/min	
2	干混合	20秒	
3	搅拌混合	30~60秒	
4	制粒筛目	16目	
5	进风温度	≤120℃	
6	物料温度	80～90℃	
7	干燥时间	20～30分钟	
8	物料出锅温度	<60℃	

3. 物料平衡计算

表2-6　物料平衡计算

<table>
<tr><td>产品名称</td><td>玄麦甘桔颗粒</td><td>规　格</td><td colspan="2">每袋装5g（未添加蔗糖）</td><td>产品批号</td><td></td></tr>
<tr><td colspan="2">批量</td><td>25.0万袋</td><td colspan="2">工艺规程编号</td><td colspan="2">TS-09-007</td></tr>
<tr><td rowspan="3">制粒干燥</td><td>干颗粒理论产量(kg)</td><td>干颗粒重量(kg)</td><td colspan="4">收率＝干颗粒重量/理论产量×100%
收率范围：90%～100%</td></tr>
<tr><td rowspan="2"></td><td rowspan="2"></td><td colspan="2">收率(%)</td><td colspan="2">偏差</td></tr>
<tr><td colspan="2"></td><td colspan="2">□正常　□异常</td></tr>
<tr><td colspan="4">操作人:</td><td colspan="3">日期：　年　月　日</td></tr>
</table>

4. 质量监控

授权驻车间质量管理人员（QA）、车间工艺员履行质量监控职责。

制软材、制粒、干燥操作的主要监控指标见表2-7。

表2-7　制软材、制粒、干燥、整粒监控表

<table>
<tr><th colspan="2">项　目</th><th>标　准</th><th>检查方法</th><th>不合格品处理</th><th>检 查 人</th></tr>
<tr><td colspan="2">清场、清洁</td><td>清场、清洁</td><td>现场检查、
文件检查</td><td>重新清场、清洁至合格</td><td>车间主管
工艺员
QA</td></tr>
<tr><td colspan="2">物料验收</td><td>有检验报告；
包装完整；
内外清洁、色泽一致、无瑕疵；
品种、数量准确</td><td>现场检查、
文件检查；
接收时抽查100%箱</td><td>退回仓库，重新领取</td><td>车间主管
工艺员
QA</td></tr>
<tr><td colspan="2">环境指标</td><td>温度：18~26℃
湿度：45%~65%</td><td>现场检查、
文件检查</td><td>纠偏至合格</td><td>工艺员
QA</td></tr>
<tr><td rowspan="8">工艺参数</td><td>搅拌转速</td><td>150r/min</td><td>随时检查</td><td>纠偏至合格</td><td rowspan="8">车间主管
工艺员
QA</td></tr>
<tr><td>干混合</td><td>20秒</td><td>随时检查</td><td>纠偏至合格</td></tr>
<tr><td>搅拌混合</td><td>30~60秒</td><td>随时检查</td><td>纠偏至合格</td></tr>
<tr><td>制粒筛目</td><td>16目</td><td>随时检查</td><td>纠偏至合格</td></tr>
<tr><td>进风温度</td><td>≤120℃</td><td>随时检查</td><td>纠偏至合格</td></tr>
<tr><td>物料温度</td><td>80～90℃</td><td>随时检查</td><td>纠偏至合格</td></tr>
<tr><td>干燥时间</td><td>20～30分钟</td><td>随时检查</td><td>纠偏至合格</td></tr>
<tr><td>物料出锅温度</td><td><60℃</td><td>随时检查</td><td>纠偏至合格</td></tr>
<tr><td>颗粒质量</td><td colspan="4">性状：本品为浅棕色至棕褐色的颗粒；味微甜</td><td>工艺员
QA</td></tr>
</table>

5. 时限规定

颗粒整粒后2小时内密封，进入中间站或总混间待总混。

6. 变更控制

制粒设备的改变、原辅料的改变、制备方法的改变、清洁消毒方式的改变、检验方法的改变等应进行验证，评价符合标准后按批准使用。

7. 偏差处理

若偏离操作规程、中间产品检验不合格、时间超限等影响质量的关键因素发生，停止操作。填写《偏差调查处理单》（OR-10-070）报告车间主管，车间主管按《偏差处理管理规程》（SMP-10-024）根据具体情况提出解决方案，经质量保证部批准后执行。

上述处理过程详细记录、存档。

（五）生产结束后清场

1. 要求

每批药品的每一生产阶段完成后应及时进行清场，生产结束不超过2.5小时内组织清场工作；除特殊规定，按照生产管理部、质量管理部的指示处理。

要点：①必须进行清场；②确保设备和工作场所没有遗留与本次生产有关的物料、产品和文件；③清场完成，填写清场记录；④清场记录包括操作间编号、产品名称、批号、生产工序、清场日期、检查项目及结果、清场负责人及复核人签名等内容；⑤清场记录应当纳入批生产记录。

2. 状态变更

生产结束时，撤销操作间、设备等“生产状态标识卡”“运行中”状态；设置“待清洁”“待清场”状态。

3. 清场顺序

按照“先清场、再清洁、最后再次清场”的步骤，清洁与消毒按照“先清洁、后消毒”“先环境、再设备与设施；先上部、外部，再下部、内部”的步骤，优化清场与清洁程序，确保清场与清洁效果。

4. 清场完成填写清场记录以及清场合格证

表2-8　清场记录

<table>
<tr><td colspan="2">岗位名称</td><td colspan="2"></td><td colspan="2">产品规格</td><td></td></tr>
<tr><td colspan="2">产品名称</td><td colspan="2"></td><td colspan="2">产品批号</td><td></td></tr>
<tr><td colspan="7">清场开始时间：　　年　　月　　日　　时　　分</td></tr>
<tr><td>清洁溶剂</td><td colspan="2"></td><td>清洁剂</td><td></td><td>消毒剂</td><td></td></tr>
<tr><td colspan="6">清场项目</td><td>清场结果</td></tr>
<tr><td>1</td><td colspan="5">所有的原辅料、包装材料、中间品、成品、废弃物料是否已清理出生产现场</td><td></td></tr>
<tr><td>2</td><td colspan="5">所有与下一批次生产无关的文件、表格、记录是否已清理出现场</td><td></td></tr>
<tr><td>3</td><td colspan="5">房间内生产设备是否按设备清洁操作规程清洁/消毒</td><td></td></tr>
<tr><td>4</td><td colspan="5">生产用工具、器具、容器是否已清洁/消毒并按规定存放</td><td></td></tr>
<tr><td>5</td><td colspan="5">地漏、水池、操作台、地面、墙面、门窗是否已清洁消毒</td><td></td></tr>
<tr><td>6</td><td colspan="5">各项批记录是否填写齐全</td><td></td></tr>
<tr><td>7</td><td colspan="5">状态标示是否正确</td><td></td></tr>
<tr><td colspan="7">备注：

记录人：　　　　日期：</td></tr>
<tr><td colspan="7">清场结束时间：　　年　　月　　日　　时　　分</td></tr>
<tr><td>清场人</td><td colspan="3"></td><td colspan="2">复核人</td><td></td></tr>
</table>

说明：合格项用“√”表示，不合格项用“×”表示。

注：清场记录存在于每个实验的结束部分，表、图相同，后文实验部分的清场记录与清场合格证与此完全相同，不再收录。

清 场 合 格

（正本）

岗位名称________________

上批次名称________________上批次批号________________

本批次名称________________本批次批号________________

清场日期________年____月____日有效期至________年____月____日

清场人________________QA________________

清 场 合 格

（副本）

岗位名称________________

上批次名称________________上批次批号________________

本批次名称________________本批次批号________________

清场日期________年____月____日有效期至________年____月____日

清场人________________QA________________

图 2-2 清场合格证

六、评价反馈

1. 指导老师评价

表2-9 指导老师评价

评价内容	技能要求		分值	得分
生产前准备	生产工具	1. 检查核实清场情况，检查清场合格证。 2. 对设备状况进行检查，确保设备处于合格状态。 3. 对计量容器、衡器进行检查核准。 4. 对生产用的工具的清洁状态进行检查	20	
	物料准备	1. 按生产指令领取生产原辅料。 2. 按生产工艺规程制定标准核实所用原辅料（检验报告单、规格、批号）		
制粒与干燥操作	1. 能自己配置润湿剂。 2. 按操作规程使用高效湿法制粒机进行制粒操作。 3. 按操作规程进行干燥操作并进行收集（沸腾干燥设备）。 4. 操作完毕能按正确步骤关闭机器		40	
记录	生产记录填写准确完整		10	

续表

评价内容	技能要求	分值	得分
清场	1. 生产场地的清洁。 2. 工具和容器的清洁。 3. 生产设备的清洁。 4. 清场记录填写准确完整	20	
其他	正确回答带教老师提出的问题	10	

2. 学生自我评价

表2-10　学生自我评价

学生姓名：	
你是否参与了实践活动？	
你都参与了哪些具体任务？	
除了完成任务，你还主动做了哪些工作？	
你认为本次实践活动还有哪些需要改进的地方？	
本次实践你有什么收获？你都学到了哪些内容？	

七、车间能量站

中药制剂发展史：夏禹时代的药酒，商汤时期伊尹首创的汤剂，秦汉时期《五十二病方》《山海经》中记载的药末剂、洗浴剂、饼剂、曲剂、丸剂及膏剂等，东汉张仲景的《伤寒论》和《金匮要略》中增加的栓剂、洗剂、软膏剂、糖浆剂，晋代葛洪的《肘后备急方》将成药列为专章论述，唐代出现的我国也是世界上最早的国家药典《新修本草》，明代李时珍的《本草纲目》中收载的40余种剂型等。

中医药文化是中国传统优秀文化的重要组成部分，是中医药学的根基和灵魂，是中医药事业持续发展的内在动力，是中医药学术创新进步的不竭源泉，也是凝聚中医药行业的力量。因此，我们应具有传承和发展中医药文化的自觉性和主动性。

八、制粒与干燥岗位批生产记录表格

表2-11　制剂称量配料记录

产品名称	玄麦甘桔颗粒	规格	每袋装5g（未添加蔗糖）	产品批号		批量	25.0万袋
操作日期	年　月　日		班次		工艺规程编号	TS-09-007	

	检查项目	确认结果
生产前检查与准备	确认称量配料岗位有清场合格证并在有效期内，确认工器具、设备处于“已清洁”及“待运行”状态	□已确认
	确认需用衡器有校验合格证且在有效期内	□已确认
	确认房间温度18~26℃、湿度45%~65%、前室对本房间压差≥5Pa，操作间编号	温度____℃，相对湿度____%，压差____Pa 操作间编号：
	确认岗位相应文件和记录齐全并受控	□已确认
	确认已更换生产状态牌、设备状态牌	□已确认
	备注：已确认请确认人在确认结果项的方框里打“√”，衡器的确认需要双人复核，其中包括称量的独立复核人	检查人：　　复核人：

按《制剂称量配料岗位标准操作规程》《电子秤标准操作规程》执行

电子台秤编号：

称量复核	操作：①按照制剂批生产指令，选择相应精度的电子台秤，准确称量，一人称量、一人单独复核，确认无误后，置适宜的洁净容器内，并标注名称、代码、净重等，已称量的浸膏、糊精运至制粒间或原辅料暂存间，待用。②配料后剩余的原辅料，应密封，重新贴上状态标志，注明品名、规格、批号、数量等内容，及时退回原辅料暂存间或原辅料仓库					
	物料名称	批号	单位	批配料量	湿法混合每锅配料量（浸膏、糊精、尾料平均分）	物料去向
	浸膏		kg			制粒
	糊精		kg			制粒

称量记录	物料名称	单位	湿法混合物料数量（每锅）															
			1锅	2锅	3锅	4锅	5锅	6锅	7锅	8锅	9锅	10锅	11锅	12锅	13锅	14锅	15锅	16锅
	浸膏	kg																
	糊精	kg																

称量人：　　　　复核人：

相对称量误差（≤1%）	计算公式：（最小感量值/所称物料最小重量）×100%		台秤最小感量值	
	相对称量误差	最大值：	偏差	□正常　□异常

复核检查内容（在□内划√）	称量器具的有效性	物料标识	物料外观性状	称量读数	其他	复核人
	正常 □ 异常 □	正常 □ 异常 □	正常 □ 异常 □	正常 □ 异常 □		

操作人：　　　　工序负责人：　　　　QA：

备注：

表2-12　制粒、干燥岗位记录

产品名称	玄麦甘桔颗粒	规格	每袋装5g（未添加蔗糖）	产品批号		批量	25.0万袋
操作日期	年　月　日		班次		工艺规程编号	TS-09-007	

	检查项目	确认结果
生产前检查与准备	确认制粒干燥、整粒岗位有清场合格证并在有效期内，确认工器具、设备处于“已清洁”及“待运行”状态	□已确认
	确认需用仪器、仪表有校验合格证且在有效期内	□已确认
	确认岗位相应文件和记录齐全并受控	□已确认
	确认房间温度18~26℃、湿度45%~65%、前室对本房间压差≥10Pa，操作间编号	温度____℃，相对湿度____%，压差____Pa 操作间编号：
	确认已更换生产状态牌、设备状态牌	□已确认
	备注：已确认请确认人在确认结果项的方框里打“√”	确认人：　　　复核人：

设备按《GL-300型湿法制粒机标准操作规程》《FL-300沸腾干燥制粒机标准操作规程》执行

设备名称	设备编号	设备名称	设备编号
湿法制粒机		沸腾干燥制粒机	

操作：①取每份配料量的糊精加入到湿法制粒机内，设置搅拌转速150r/min、制粒转速2000r/min;开启制粒机进行干混合20秒后，再将浸膏按每份配料量快速加入湿法制粒机中，浸膏加完后继续搅拌混合30~60秒，出料。②制好的软材用摇摆式颗粒机(16目筛)制成湿颗粒，制粒前后确认筛网完整性。在制粒的同时开启沸腾干燥制粒机风机和加热蒸汽控制阀，控制进风温度为≤120℃，将湿颗粒吸入沸腾床内进行干燥，一次混合干燥量不得超过四锅的制粒量，控制干燥温度为80~90℃，干燥20~30分钟后停止加热，待物料温度降到60℃以下，出料

混合					制粒	干燥		
设置搅拌转速150r/min、制粒转速2000r/min								
制粒次数	物料名称	数量（kg）	干混合20秒	浸膏加完后继续搅拌混合30~60秒	筛网是否完整	进风温度℃	物料温度℃	干燥时间
1	浸膏		秒	秒	是□ 否□			__时__分 至 __时__分
	糊精							
2	浸膏		秒	秒	是□ 否□			
	糊精							
3	浸膏		秒	秒	是□ 否□			
	糊精							
4	浸膏		秒	秒	是□ 否□			
	糊精							

任务2　整粒与总混

一、学习目标

1. 掌握总混后物料平衡的计算以及质量控制点。
2. 能独立进行筛分和混合机的操作。
3. 具有严格执行标准操作规程的意识。

二、任务书

根据玄麦甘桔颗粒剂的生产指令领取湿颗粒，见表2-13。

表2-13　总混领料单

产品名称	玄麦甘桔颗粒		规　格	每袋装5g（未添加蔗糖）
产品批号			批量	25.0万袋
领料日期	年　　月　　日			
物料名称	物料代码	物料批号	单位	领用数量
玄麦甘桔干颗粒	Z028		kg	
糊精	F011		kg	
备注：				
物料员：		工序负责人：		QA：

三、获取资讯

1. 岗位职责

（1）严格遵守车间管理制度，服从车间管理人员安排，不串岗、脱岗，不做与工作无关的事。

（2）进岗前严格按规定程序更衣，进岗后做好操作前的准备工作。

（3）将整粒后的合格物料进行总混，按《整粒岗位标准操作规程》《总混岗位标准操作规程》进行操作，保证物料整粒粒度符合要求，总混均匀。

（4）按生产进度要求完成本岗位工作，确保工作质量。

（5）完整、准确、真实、及时填写记录。

（6）对搞好本岗位清场和卫生工作负责。

（7）定期参加公司或车间组织的各种培训，提高自己的业务能力。

2. CZS-0.7型长方筛的使用操作

（1）开机前准备工作

①更换设备状态标识。

②根据工艺要求更换相应数目的不同层数筛网。

③筛网紧固到位后，开机进行空车试运转1~3分钟。

（2）开机运行

①接通电源。

②按下启动按钮。

③向振荡料斗中输送物料（手工输送）。

（3）操作结束停机

①振荡结束按下停止按钮。

②切断电源（关闭电源总开关）。

（4）注意事项

①严禁在未安装筛网机筛网或筛网未紧固的情况下进行振荡工序。

②严禁超负荷运行（即每次输送物料量过多）。

③严禁在设备运行时以任何外力硬性更改设备运行状况。

（5）设备清洁　执行《ZS系列振荡筛清洁管理规程》，具体清洁项目见表2-14。

表2-14　清洁项目及主要内容

项目	主要内容	是否完成
清洁对象	ZS-800型方形振动筛	是□ 否□
清洁频次	1.每天/每批生产结束后、更换品种。 2.超过有效期、维修后或其他特殊情况	是□ 否□
清洁地点	就地清洁	是□ 否□
清洁用具	可拆卸部分在器具清洗室内清洗，不可拆卸部分在位清洗	是□ 否□
消毒剂	75%乙醇	是□ 否□
清洁方法	1.每天/每批生产结束后、更换品种。 （1）关闭电源，拆下筛网、密封圈。 （2）用B类抹布用纯化水将设备外表面残留物擦拭干净。 （3）用A类抹布用纯化水将设备内表面残留物擦拭干净。 （4）将筛网、密封圈用纯化水擦拭一遍。 （5）用纯化水、A类抹布擦洗设备及筛网至干净，用A类抹布擦干。 （6）用消毒剂对设备内表面及筛网进行擦拭。 2.超过有效期、维修后或其他特殊情况。 按1中（2）（3）（4）（5）（6）执行	是□ 否□
干燥存放	用清洁抹布擦拭至水迹清除后自然晾干，在位存放	是□ 否□
清洁工具的清洗和存放	按《洁具清洁标准操作规程》执行	是□ 否□
废弃物处理	产生的废弃物应按《废弃物管理规程》规定进行处理	是□ 否□
清洁效果评价	肉眼检查应无可见污物。QA检查合格挂上“已清洁”“待运行”状态标志，“已清洁”状态标志牌上注明效期。如不合格则重新清洁操作直至合格	是□ 否□
清洁有效期	不超过3天	是□ 否□

（6）设备运行结束后，操作人员须按照实际运行情况填写《设备使用日志》。

3. 料斗式混合机

在其他混合机设备使用时，混合后需要把混合好的粉体分装在一个个周转桶内，随后又要倾倒入下道工序设备中，这些装入倒出等过程均会造成粉尘飞扬，污染场地、设备、操作人员等，对空气净化、环境卫生、人员健康也极为不利。同时，生产场所及生产设备也不易清洁，净化系统过滤装置极易堵塞或损坏，造成过滤效果不良，净化级别降低。另外，从料斗装入周转桶的过程，多了一次周转的过程，其交叉污染的概率增大，对药品质量不利。由于每批总混合量较大，所需周转桶很多，而由于诸如压片和充填等设备运行消耗物料较慢，大量周转桶给中间库和车间带来较大的压力。基于周转桶多，运输量和运输路线增加，操作人员的劳动强度也增大，物料的多次倒出或加入造成生产效率低。此外，由于桶多、盖多给储存和管理带来影响。由于料斗混合机中方锥形料斗的可卸性，其料斗本身便是一个周转桶，不再需要配置其他周转桶，依靠手推或提升机就能很方便地运输到下道工序，可有效克服上述不完善之处，提高生产率。

料斗混合机中的料斗为移动式，可将所需混合物料全部装入这一料斗内，再把料斗移至料斗混合机的回转体上进行总混合，然后再将料斗移出，推送后道工序设备上加料。这一过程仅有一个料斗，一次进料、一次出料，即可做到封闭式物料输送、防止粉尘飞出、减少产品损失、避免交叉污染、不会损害人员的健康，达到文明生产的要求。

（1）料斗混合机的工作原理　混合是减少组分非均匀性的过程。混合以对流混合为主，其粒子由一个空间位置向另一个空间位置运动，或两种以上组分在相互占有的空间内发生运动，以期达到各组分的均匀分布。从粉体混合机制可知，粉体混合一般可分为3种基本运动：一是对流混合，粉粒之间相对产生上下、左右移动；二是扩散混合，粉粒扩散到新出现的粉体面上；三是剪切混合，粉体形成滑移面。但是，混合过程中发生的对流、扩散、剪切三种混合运动不可能在各自的区域独立起作用，而是随着混合的进行同时出现。

料斗混合机具备了三维运动混合机的许多特性。料斗混合机原理：一是与其他回转混合一样，利用料斗回转，使物料产生上下翻转、放大缩小、左右掺杂以达到均匀混合效果，即对流、扩散两个混合运动；二是利用料斗的翻转轴线（料斗方柱横断通过对边中点的中心线）与回转轴线（左右臂轴）呈30°夹角，回转时物料能沿料斗壁面作切向运动，能达到剪切混合的效果，使得混合作用更强。该两方面的混合效果叠加，使每个质点运动轨迹复杂而各异，随时改变所处位置，达到了很好的混合效果。

（2）料斗混合机的基本特性

①混合均匀度最高可达到99%以上，装料系数为50%～80%。

②混合时间一般设在20分钟之内。因达到最佳混合状态后要向反方向变化即出现偏析（或称为反混合），而混合与偏析“一正一反”同时进行，当两者处于平衡状态时，加长混合时间对提高混合均匀度起不到显著作用。

③料斗混合机主轴转速设定在临界转速的80%以下，以防止料斗中离心场过大，减缓

物料在混合过程中的相对运动速度。

④料斗的翻转轴线（料斗方柱横断面通过对边中点的中心线）与回转轴线（左右臂轴）呈30°夹角，目的是为了在回转过程中加强物料在料斗中的剪切混合效果。

⑤一台料斗混合机能配置多种规格、不同容积的混合料斗，能满足大批量、多品种的混合要求。

⑥由于方锥形料斗内部结构简单，方便抛光加工，精制后的料斗与物料直接接触能达到结构无盲区、出料无残留以及清洗消毒（灭菌）方便。

⑦料斗混合机很方便与物料输送设备配套使用，组成先进的工艺流程。由于料斗能做到密闭式混合和输送，故是实现无尘生产的可行混合设备及总混的设备。

4. HF-5000A方锥混合机的操作规程

（1）开机前准备

①检查设备状态标示，确认无异常后更换设备状态标识为“运行中”。

②对照设备点检表对设备进行逐项点检并作好记录，如有异常及时报修，在确认无异常后进行下一步操作。

③对照设备润滑表对设备进行润滑并作好记录。

（2）开机操作

①在完成物料确认后，将物料运输至真空上料机管道位置，开启真空上料机。

②完成加料后，再次对混合机旋转半径内的物料进行混合前清场。

③启动电源，按下点动，进行试运行，确认无误后按下启动按钮，混合时间根据工艺要求旋转时间旋钮。

④混合时间完毕，旋转自动停止，停机后可按点动按钮，调整出料口至最佳位置，切断电源后方可出料。

⑤出料时，应先拉起蝶阀保险再打开蝶阀即可出料。

⑥完成出料后关闭设备电源。

⑦完成出料后，对混合机旋转半径内的物料及用具进行清除，并悬挂相应的警示标识。

（3）方锥型混合机的清洁　具体清洁项目见表2-15。

表2-15　方锥型混合机的清洁项目及主要内容

项目	主要内容	是否完成
清洁对象	HF-5000A方锥型混合机	是□ 否□
清洁频次	1.每天/每批生产结束后。 2.超过有效期。 3.维修后或其他特殊情况	是□ 否□
清洁地点	可拆卸部分在器具清洗室内清洗，不可拆卸部分在位清洗	是□ 否□
清洁用具	不锈钢桶、不锈钢瓢、清洁抹布	是□ 否□
消毒剂	75%乙醇	是□ 否□

续表

项目	主 要 内 容	是否完成
清洁方法	1. 每天/每批生产结束后。 （1）关闭电源，用干抹布将控制柜表面残留物擦拭干净。 （2）关闭加料口、出料口。 （3）用抹布将设备外表面残留物擦拭干净。 （4）混合桶中加入饮用水，开机旋转，清洗桶中残留物两遍。 （5）出料口、进料口、密封盖及设备内外表面用饮用水清洗一遍。 （6）纯化水冲洗至干净，用洁净抹布擦干。 （7）内壁喷入75%乙醇，外壁用75%乙醇擦拭。 2.停产3天未生产、维修后或其他特殊情况。 （1）用饮用水、抹布擦去设备表面的残留物。 （2）纯化水冲洗至干净，用洁净抹布擦干。 （3）内壁喷入75%的乙醇，外壁用75%乙醇擦拭	是□ 否□
干燥存放	用清洁抹布进行擦拭至水迹清除后自然晾干，在位存放	是□ 否□
清洁工具的清洗和存放	按《洁具清洁标准操作规程》执行	是□ 否□
废弃物处理	产生的废弃物应按《废弃物管理规程》规定进行处理	是□ 否□
清洁效果评价	肉眼检查应无可见污物。QA检查合格挂上“已清洁”“待运行”状态标志，“已清洁”状态标志牌上注明效期。如不合格则重新清洁操作直至合格	是□ 否□
清洁有效期	不超过3天	是□ 否□

四、问题引导

1. 整粒与总混的目的是什么？

____

____

2. 该颗粒整粒所需要的筛网目数是多少？

____

____

3. 方锥形混合机的优点有哪些？

____

____

五、任务实施

1. 工艺流程

见图2-1。

2. 整粒操作程序

（1）按顺序安装方形振动筛40目、10目筛板和连接部件。

（2）放好内置的强力磁铁架，移至方形振动筛加料口处并对齐。

（3）将干燥后的颗粒加入颗粒加料斗，通过强力磁铁架缝隙，进入方形振动筛，进行过筛分级。

（4）合格颗粒用洁净PVC桶盛装，做好物料标识，转运至中间站，待检。

（5）不能通过10目的粗颗粒、能通过40目的细粉分别装入洁净PVC桶，做好标识，并填写整粒岗位记录（表2-23）。

（6）整粒操作主要工艺参数见表2-16。

表2-16　整粒操作主要工艺参数表

序号	项　目	参　数	备注
1	上层筛目	10目	
2	下层筛目	40目	

（7）时限规定　颗粒整粒后2小时内密封，进入中间站或总混间待总混。

（8）偏差处理　略。

3. 颗粒总混

（1）生产前确认

①操作现场确认，现场清场合格且处于效期内。

②环境确认，环境指标符合工艺的要求，见表2-17。

表2-17　总混室2主要环境指标表

操作间名称	总混室2	房间编号	4-1-102
项目指标	规定		监测频次
温度（℃）	18~26		每天
相对湿度（RH，%）	45~65		每天
压差（Pa）	操作间与前室压差≥5Pa		每天
悬浮粒子最大允许数（粒/m^3）	静态：≥0.5μm，3520000；≥5μm，29000。 动态：不作规定		每季度
微生物检测（在动态下进行）[注]	浮游菌，不大于200cfu/m^3； 沉降菌（Φ90mm），不大于100cfu/h； 表面微生物，接触碟（Φ55mm），不大于50cfu/碟		每季度
其他			定级、确认与验证，或根据需要选择

【注】：微生物检测，三种方式可以任选一种方法测试。表中的数据为平均值。

③原辅料确认，工序负责人领取待总混颗粒，复核，转运至操作间，再次确认原辅料的种类、数量以及质量状态。

④设备确认，HF-5000A型方锥混合机处于良好状态，设备清洁，且处于效期内。其他设施、工器具性能良好，清洁。

⑤公用系统确认，压缩空气符合工艺需要；纯化水供应可靠；电力符合工艺需要。

⑥文件确认，现场的文件是玄麦甘桔颗粒总混操作所需，不存在其他无关的文件。

完成上述确认，且评价为合格后，工序负责人下令进行生产操作。

4. 总混操作程序

（1）盖好方锥型混合机机盖，关闭底部出料阀门。

（2）连接机盖上颗粒进料管道和方锥型混合机与真空上料机的真空连接管道。

（3）启动真空上料机电源开关，将方锥型混合机抽成真空。

（4）开启上料阀门，用颗粒上料管从周转桶内按批量将颗粒吸入方锥型混合机中。

（5）取下颗粒进料管道和真空连接管道。

（6）设定方锥型混合机的转速8r/min和混合时间10分钟，开启方锥型混合机电源开关。

（7）混合结束后出料。

（8）颗粒用洁净的PVC桶内衬PE袋盛装，称量，并填写生产记录表2-24，做好物料状态标识，送入中间站，请验。

（9）总混主要工艺参数见表2-18。

表2-18　总混主要工艺参数表

序号	项目	参数	备注
1	转速	8r/min	
2	混合时间	10分钟	

5. 物料平衡计算

表2-19　物料平衡计算

<table>
<tr><td>产品名称</td><td>玄麦甘桔颗粒</td><td>规　格</td><td>每袋装5g（未添加蔗糖）</td><td>产品批号</td><td></td></tr>
<tr><td colspan="2">批量</td><td>25.0万袋</td><td>工艺规程编号</td><td colspan="2">TS-09-007</td></tr>
<tr><td rowspan="3">总混</td><td>总混前颗粒重量(kg)</td><td>总混后颗粒重量(kg)</td><td colspan="3">收率=总混后颗粒重量/总混前颗粒重量×100%
收率范围：99%～100%</td></tr>
<tr><td rowspan="2"></td><td rowspan="2"></td><td>收率(%)</td><td colspan="2">偏差</td></tr>
<tr><td></td><td colspan="2">□正常　□异常</td></tr>
<tr><td colspan="4">操作人：</td><td colspan="2">日期：　　年　　月　　日</td></tr>
</table>

6. 质量监控

（1）授权驻车间质量管理人员（QA）、车间工艺员履行质量监控职责。

（2）整粒、总混的主要监控指标见表2-20。

表2-20　整粒、总混监控表

项目		标准	检查方法	不合格品处理	检查人
清场、清洁		清场、清洁	现场检查、 文件检查	重新清场、清洁至合格	车间主管 工艺员 QA
物料验收		有检验报告； 包装完整； 内外清洁、色泽一致、无瑕疵； 品种、数量准确	现场检查、 文件检查； 接收时抽查100%箱	退回仓库，重新领取	车间主管 工艺员 QA
环境指标		温度：18~26℃ 湿度：45%~65%	现场检查、 文件检查	纠偏至合格	工艺员 QA
整粒工艺参数	整粒上层筛目	10目	随时检查	纠偏至合格	
	整粒下层筛目	40目	随时检查	纠偏至合格	
总混工艺参数	转速	8r/min	随时检查	纠偏至合格	车间主管 工艺员 QA
	混合时间	10分钟	随时检查	纠偏至合格	

7. 时限规定

总混颗粒应在2小时内密封，存于中间站保存。

8. 清场

按照清场要求进行清场并填写清场记录、清场合格证。

六、评价反馈

1. 指导老师评价

表2-21　指导老师评价

评价内容	技能要求		分值	得分
生产前准备	生产工具	1.检查核实清场情况，检查清场合格证。 2.对设备状况进行检查，确保设备处于合格状态。 3.对计量容器、衡器进行检查核准。 4.对生产用的工具的清洁状态进行检查	20	
	物料准备	1.按生产指令领取生产原辅料。 2.按生产工艺规程制定标准，核实所用原辅料（检验报告单、规格、批号）		

续表

评价内容	技能要求	分值	得分
整粒与总混操作	1.能正确操作筛分机。 2.按操作规程使用锥形混合机进行混合，不能出安全事故。 3.会计算物料平衡以及收率。 4.操作完毕能按正确步骤关闭机器	40	
记录	生产记录填写准确完整	10	
清场	1.生产场地清洁。 2.工具和容器清洁。 3.生产设备清洁。 4.清场记录填写准确、完整	20	
其他	正确回答带教老师提出的问题	10	

2. 学生自我评价

表2-22　学生自我评价

学生姓名：	
你是否参与了实践活动？	
你都参与了哪些具体任务？	
除了完成任务，你还主动做了哪些工作？	
你认为本次实践活动还有哪些需要改进的地方？	
本次实践你有什么收获？你都学到了哪些内容？	

3. 产品质量反馈意见

外观检查：______________________________

____

粒度要求：______________________________

____

七、整粒与总混岗位生产记录表格

表2-23　整粒岗位记录

<table>
<tr><td>产品名称</td><td>玄麦甘桔颗粒</td><td>规格</td><td>每袋装5g（未添加蔗糖）</td><td>产品批号</td><td></td><td>批量</td><td>25.0万袋</td></tr>
<tr><td>操作日期</td><td>年　月　日</td><td>班次</td><td></td><td>工艺规程编号</td><td colspan="3">TS-09-007</td></tr>
</table>

<table>
<tr><td rowspan="10">整粒</td><td colspan="7">操作：将每锅沸腾干燥后颗粒用10目、40目筛网进行整粒，整粒前后应检查筛网的完整性</td></tr>
<tr><td rowspan="2">干燥次数</td><td rowspan="2">合格颗粒</td><td colspan="2">尾料</td><td rowspan="2">筛网是否完整</td><td rowspan="2">尾料检查
溶化性</td><td rowspan="2">QA确认</td></tr>
<tr><td>粗颗粒</td><td>细颗粒</td></tr>
<tr><td>1</td><td>kg</td><td>kg</td><td>kg</td><td>□完好
□破损</td><td>□ 合格
□ 不合格</td><td></td></tr>
<tr><td>2</td><td>kg</td><td>kg</td><td>kg</td><td>□完好
□破损</td><td>□ 合格
□ 不合格</td><td></td></tr>
<tr><td>3</td><td>kg</td><td>kg</td><td>kg</td><td>□完好
□破损</td><td>□ 合格
□ 不合格</td><td></td></tr>
<tr><td>4</td><td>kg</td><td>kg</td><td>kg</td><td>□完好
□破损</td><td>□ 合格
□ 不合格</td><td></td></tr>
<tr><td>5</td><td>kg</td><td>kg</td><td>kg</td><td>□完好
□破损</td><td>□ 合格
□ 不合格</td><td></td></tr>
<tr><td>6</td><td>kg</td><td>kg</td><td>kg</td><td>□完好
□破损</td><td>□ 合格
□ 不合格</td><td></td></tr>
<tr><td colspan="7">操作人：</td></tr>
<tr><td>交接</td><td colspan="5">颗粒用洁净PVC桶盛装，称量后做好状态标识，将干颗粒交总混岗位，
干颗粒数量：净重________kg，共________桶</td><td colspan="2">接收人：</td></tr>
</table>

<table>
<tr><td rowspan="2">干颗粒收率：90% ~100%
干颗粒收率＝干颗粒重量/理论产量×100%</td><td>干颗粒收率（%）</td><td>偏差</td></tr>
<tr><td></td><td>□正常　□异常</td></tr>
<tr><td>操作人：</td><td>工序负责人：</td><td>QA：</td></tr>
<tr><td colspan="3">备注：</td></tr>
</table>

表2-24　总混岗位记录

产品名称	玄麦甘桔颗粒	规格	每袋装5g（未添加蔗糖）	产品批号		批量	25.0万袋
操作日期	年　月　日	班次			工艺规程编号	TS-09-007	

	检查项目	确认结果
生产前检查与准备	确认总混岗位有清场合格证并在有效期内，确认工器具、设备处于“已清洁”及“待运行”状态	□已确认
	确认房间温度18~26℃、湿度45%~65%，前室对本房间压差≥5Pa	温度____℃，相对湿度____%，压差____Pa
	确认已更换生产状态牌、设备状态牌	□已确认
	确认设备组装完好并且试运行正常	□已确认
	备注：已确认请确认人在确认结果项的方框里打“√”	确认人：　　复核人：

设备按《HF-5000A方锥型混合机标准操作规程》执行

设备名称	设备编号	操作间编号
方锥型混合机		

总混前颗粒重量：________kg　　领料人：　　复核人：

总混	操作：将整粒后的合格颗粒置于方锥型混合机中，盖好混合机机盖，开启混合机，在8r/min的转速下，混合10分钟，出料	开启混合机转速为________r/min 混合时间起　时　分至　时　分

称量交接：总混后的颗粒用洁净塑料桶盛装，密封,按装满顺序填好序号，称量，填写物料状态标识。

桶号	1	2	3	4	5	6	7	8	9	10	11	12
净重（kg）												
桶号	13	14	15	16	17	18	19	20	21	22	23	24
净重（kg）												
桶号	25	26	27	28	29	30	31	32	33	34	35	36
净重（kg）												

	交料人	接料人
总混后颗粒重量（kg）：____，共____桶，及时填写总混颗粒请检单进行请检，并送至中间站待验，取样量：________kg		

	收率(%)	偏　差
总混颗粒收率：98% ~100% 收率=总混后颗粒重量/总混前颗粒重量×100%		正常□　异常□

操作人：　　工序负责人：　　QA：

备注：

任务3　内包装

一、学习目标

1. 熟悉包装材料的领取。
2. 能按照基本操作规程操作包装分装机。
3. 具有严谨、细致的操作态度。

二、任务书

根据玄麦甘桔颗粒剂的批包装指令领取包装材料以及干颗粒，见表2-25。

表2-25　批包装指令单

<table>
<tr><td>产品名称</td><td>玄麦甘桔颗粒</td><td>规格</td><td colspan="2">每袋装5g（未添加蔗糖）</td><td>产品批号</td><td></td></tr>
<tr><td>生产周期</td><td colspan="4">年　　月　　日至　　年　　月　　日</td><td>工艺规程编号</td><td>TS-09-007</td></tr>
<tr><td>批　　量</td><td>万袋</td><td>依　据</td><td colspan="4">《玄麦甘桔颗粒工艺规程》</td></tr>
<tr><td colspan="2">名 称</td><td>物料代码</td><td>单位</td><td>领料量</td><td colspan="2">备注</td></tr>
<tr><td colspan="2">玄麦甘桔颗粒</td><td>Z027</td><td>kg</td><td></td><td colspan="2"></td></tr>
<tr><td colspan="2">药用复合膜</td><td>B019</td><td>kg</td><td></td><td colspan="2"></td></tr>
<tr><td colspan="2"></td><td></td><td></td><td></td><td colspan="2"></td></tr>
<tr><td colspan="7">备注：</td></tr>
<tr><td colspan="5">制表人：</td><td colspan="2">制表日期：　年　　月　　日</td></tr>
<tr><td colspan="5">车间主管：</td><td colspan="2">签发日期：　年　　月　　日</td></tr>
<tr><td colspan="5">质量管理部QA主管：</td><td colspan="2">审核日期：　年　　月　　日</td></tr>
</table>

三、获取资讯

1. 颗粒分装岗位职责

（1）严格遵守车间管理制度，服从车间管理人员安排，不串岗、脱岗，不做与工作无关的事。

（2）进入洁净区人员按《人员净化更衣标准操作规程》做好操作前的一切准备工作。

（3）将总混后合格的中间产品进行分装。

（4）严格按《颗粒分装岗位操作规程》进行操作，在分装过程中发现问题要及时报告。

（5）工作中，注意颗粒分装机运行情况，发现问题立即停机，通知维修人员并向车间管理人员报告。

（6）按生产进度要求保质保量完成本岗位的工作；及时、准确填写记录。

（7）对做好本岗位清场和卫生工作负责。

（8）定期参加公司或车间组织的各种培训，提高自己的业务能力。

2. DXDK40II自动颗粒包装机的标准操作规程

（1）开机前准备工作

①自动颗粒机开机前操作人员须对其紧固螺栓，检查机器内部，查看零部件是否有脱落、松动等隐患存在。

②开机前设备操作人员须对机器内部润滑部件进行注油润滑，但润滑油脂不得外漏。

③开机前操作人员应对打印装置、包材固定装置等部件进行零部件组装及清洁处理，印字字粒安装牢固。

（2）开机运行

①打开接头总开关，纵封与横封辊加热器通电。

②调整纵封、横封温度控制器，温度的调整由所使用的包材材料而定，一般设定在100~150℃之间，另外，纵封和横封的温度也不相同，使用情况视当批包而定。

③横封、纵封具体调节方法如下：将薄膜按操作部位示意图装入。根据不同品种的袋长要求，将具体数值输入系统控制器。将薄膜沿导向槽送至纵封辊附近，将薄膜两端对齐，如不齐调整成型器，同时可微调架纸机构。确认下料及切刀离合器是在脱开位置后，启动开关，主电机运转。将薄膜送进纵封辊，空袋运行一段，看其封合是否完好，倘若温度过低，则拉伸后易剥开；倘若温度过高，热封表面呈白色，不美观（温度过高的情况下易造成设备故障）。

点动：送薄膜入横封辊，使薄膜的光电指示位置正好在横封热合中间；调整主轴上的感应轴套的转动方向，使接近开关指示灯亮，使光电头正好对准薄膜上的光点位置。将包装物料装入盛放料斗，进行包装作业。闭合下料离合器，调整供料时间，使横封封合完毕时被包装物才填入袋中，若未调好易造成热封部位夹入被包装物料。闭合切刀离合器，看切断是否在横封封合面中间位置。如切断位置偏差，停机将切断位置调整正确，再行进料。以上各项进行完毕，方可进行开车包装。

（3）操作结束停机　停车顺序：①切断下料离合器；②切断裁刀离合器；③切断电机开关；④切断电源开关；⑤操作结束，进行检查、清扫。

（4）注意事项

①在运转当中，应注意机器声音是否协调，须迅速分清事故前的异常运转声音。

②将薄膜装入后，如长时间不开动，纵封辊热量不断传至薄膜，可将薄膜烧坏，此时应将纵封调节锁母顺时针旋转，将纵封辊相互离开。

③操作人员须经常用铜刷清扫纵封辊、横封辊表面。若加热辊表面粘着聚乙烯以及药粉等杂质，则容易造成受热不良，并会因此而引起纵封辊拉力减弱，使包装失调。

④在进行检查、清扫、修理时，应切断电源开关。

⑤运转过程中，在横封辊和裁刀之间，不允许手及其他物品靠近。

⑥每隔一个月应在各传动部位涂润滑油，进行润滑保养。

（5）设备清洁

①执行《自动颗粒包装机清洁管理规程》。

②设备在运行结束后，操作人员须按照实际运行情况填写《设备使用日志》。

（6）清场　见表2-26。

表2-26　清场项目以及主要内容

项目	主 要 内 容	是否完成
清洁对象	颗粒包装机	是□ 否□
清洁频次	1.每天/每批生产结束后。 2.更换品种，或连续生产5天。 3.超过有效期。 4.维修后或其他特殊情况	是□ 否□
清洁地点	可拆卸部分在器具清洗室内清洗，不可拆卸部分在位清洗	是□ 否□
清洁用具	不锈钢桶、不锈钢瓢、清洁抹布、毛刷	是□ 否□
消毒剂	75%乙醇	是□ 否□
清洁方法	1.每天/每批生产结束后。 （1）关闭电源、停机。 （2）用饮用水、抹布擦洗设备，将附粘物及残迹擦洗干净。 （3）加料斗、物料盘、成型器及设备表面用饮用水、抹布擦拭干净。 （4）用纯化水擦洗设备至干净。 （5）用消毒剂擦拭消毒一遍。 2.更换品种，或连续生产五天。 （1）拆下加料斗、物料盘、量杯、成型器。 （2）用抹布除去设备表面残留物。 （3）用饮用水、抹布擦拭干净。 （4）将加料斗、物料转盘、成型器、量杯及设备表面用清洁剂擦拭一遍。 （5）用饮用水、抹布将清洁剂擦拭干净。 （6）用纯化水擦洗至干净 （7）用消毒剂擦拭消毒一遍。 3.设备维护后，必须清洁；3天未生产， 按1中（1）（2）（3）（4）（5）执行	是□ 否□
干燥存放	用清洁抹布进行擦拭至水迹清除后自然晾干，在位存放	是□ 否□
清洁工具的清洗和存放	按《洁具清洁标准操作规程》执行	是□ 否□
废弃物处理	产生的废弃物应按《废弃物管理规程》规定进行处理	是□ 否□
清洁效果评价	肉眼检查应无可见污物。QA检查合格挂上“已清洁”“待运行”状态标志，“已清洁”状态标志牌上注明效期；如不合格则重新清洁操作直至合格	是□ 否□
清洁有效期	不超过3天	是□ 否□

四、问题引导

1.药品内包装的时候，人员需不需要进行更衣洗手操作？

____

____

2.生产完毕的清场顺序是什么？

____

____

3.在生产中，如果机器出现异常，操作人员应该怎么处理？

____

____

五、任务实施

1.包装要求

单剂量包装，包装规格：每袋装5g（未添加蔗糖）。

2.药用复合膜的领取

依据《批指令管理规程》，生产管理部起草《批包装指令》，送QA主管逐项复核审定后交负责人签批、生效。车间物料员依据批指令填写《领料单》，前往物控管理部限额领取药用复合膜。

每批理论产量25万袋（每袋装5g），按照5%损耗限额领取210.0kg。

车间物料员、仓管员依据《物料发放管理规程》《物料称量计数管理规程》《车间领用、发放物料管理规程》《物料发放标准操作规程》（SOP-06-002）、《领发料标准操作规程》的规定，称量、复核，并填写《称量、记数记录》（OR-06-010）。将药用复合膜送至固体制剂车间物料拆包间，码放整齐。

（1）验收、复核　车间物料员根据批包装指令将物料发放给工序负责人，双方履行复核程序，对其品种、数量、质量予以确认。若发现异常，立即向车间主任报告，请示处理。

颗粒分装工序负责人、车间物料员认真检查药用复合膜外包装是否完好，同时依据《批包装指令单》（OR-09-041）、《领料单》（SR-09-002）；颗粒分装工序负责人核对药用复合膜名称、代号、规格、数量、批号，确认准确无误后，在《玄麦甘桔颗粒制剂批生产记录》（OR-09-024）上签名。

（2）除外包、清洁　固体制剂拆包间（编号：4-1-034）属于生产控制区，按照《生产区管理规程》（SMP-04-008）所规定的一般生产控制区予以管理。

按照《物料、工器具进出洁净区标准操作规程》（SOP-09-055）实施清洁、消毒。操作工逐一去除外包装或进行外表清洁后，贴上《物料签》（SR-09-003），注明：名称、代号、规格、数量、进厂批号等，标识卡须经颗粒分装工序负责人核对。

（3）记录　物料的领取、移交以及清洁、消毒操作，均按照要求填写相应的记录2-35。

（4）质量监控　授权驻车间质量管理人员（QA）、车间工艺员履行质量监控职责。

药用复合膜领取质量监控指标，见表2-27。

表2-27　药用复合膜领取质量监控指标表

项目	标　准	检查方法	不合格品处理	检查人
操作室	拆包室受控，遵照洁净区管理	现场检查	纠偏至合格，方可使用	工艺员 QA
领取	程序正确，台账、记录真实、准确、及时	文件检查	纠正，重新履行程序、记录	工艺员 QA
	外包完整、无污染、标识清晰，在有效期或最长贮藏期内，具有放行单	实物核对	外包污损、标识不清的退库，隔离，设置“待验”标识，待处理； 超过有效期或最长贮藏期的，退至不合格品，设置“不合格”标识	工艺员 QA
	物料签内容齐全、准确	实物核对，必要时数量再核对	品种错误，立即冻结物料，启动调查程序，依据调查结果予以处理，并记录；数量错误，领发及QA三方核对，查明原因，确认无潜在质量风险予以补足，并记录	工艺员 QA
验收、复核	车间内部流转，履行验收、复核程序	文件检查	没严格履行复核程序处置的物料，责令停止流转，重新履行验收、复核程序	工艺员 QA
	物料分类、分批码放，具有物料签，设置有标识	现场检查，必要时数量再复核	按照要求重新码放、设置标识。无物料签的重新称量、复核，粘贴	工艺员 QA
除外包、清洁	拆包现场清场合格，拆包工具清洁、实用	现场检查	清场不合格的，封存待处理物料，重新清场，QA评价合格后，再操作	工艺员 QA
	外包清洁；内包无破损、清洁，不存在二次污染	现场检查	外包清洁至合格；内包装破损的，退库，设置“不合格品”标识，待销毁	工艺员 QA

（5）时限规定　拆包的药用复合膜需要在本班次内使用完毕。否则，重新包装。下班次不使用的药用复合膜予以包装，退库。

（6）偏差处理　略。

3. 总混颗粒领取

依据生产管理部起草《批包装指令》，工序负责人向车间物料员领取总混后合格颗粒，并做好交接。

4. 颗粒分装

（1）生产前确认

①操作现场确认，现场清场合格且处于效期内。

②环境指标符合工艺的要求，见表2-28。

表2-28　颗粒分装间主要环境指标表

操作间名称	颗粒分装间	房间编号	4-1-114，4-1-115
项目指标	规定		监测频次
温度（℃）	18~26		每天
相对湿度（RH，%）	45~65		每天
压差（Pa）	走道与操作间≥5Pa		每天
悬浮粒子最大允许数（粒/m^3）	静态：≥0.5μm，3520000；≥5μm，29000。 动态：不作规定		每季度
微生物检测（在动态下进行）[注]	浮游菌，不大于200cfu/m^3； 沉降菌（Φ90mm），不大于100cfu/h； 表面微生物，接触碟（Φ55mm），不大于50cfu/碟		每季度
其他			定级、确认与验证，或根据需要选择

注：微生物检测，三种方式可以任选一种测试。表中的数据为平均值。

③物料确认，操作人员领取总混颗粒、药用复合膜，转运至操作间，工序负责人确认总混颗粒和药用复合膜品名、数量以及质量状态。

④设备确认，颗粒包装机、1/100电子天平等设备与设施处于良好状态，设备清洁且处于效期内。其他设施、工器具性能良好，清洁。

⑤公用系统确认，电力符合工艺需要。

⑥文件确认，现场的文件是玄麦甘桔颗粒分装操作所需，不存在其他无关的文件。

完成上述确认且评价为合格后，工序负责人下令进行生产操作。

（2）颗粒分装操作程序

①操作按《颗粒分装机标准操作规程》操作。

②在自动颗粒包装机上调整好“产品批号”“生产日期”“有效期至”字码。

③安装好色带或墨轮，“产品批号”“生产日期”“有效期至”打印清晰。

④接通电源，关闭分装机下料斗离合器，调节纵封温度140℃±25℃，横封温度125℃±25℃。

⑤将内包材料装到机器支架上，由导槽引入纵封和横封中间。

⑥用不锈钢瓢将颗粒加入自动颗粒包装机料斗内。

⑦温控仪上的指针指到设定的温度位置时，开启电机开关，进行空袋黏合，并检测气密性（目测：边缘无皱褶，双手挤压无漏气现象）。

⑧当空袋密封无漏气现象时，打开分装机下料离合器，按生产指令单调节装量，使装量在内控范围内。

⑨取分装颗粒10袋，用电子天平逐一称量，读数，不断调节装量，使其装量符合内控标准。

⑩装量差异稳定后，每隔30分钟检测一次，每次10袋，做好记录（装量差异检查方法：每次抽查10小袋，用1/100电子天平称量，每袋内容物装量应为标示量的±6%，即4.7~5.3g）。

⑪当待包颗粒包装到约1/3时，进行称量、记录，填写生产记录（表2-36）。将分装待包装品传递至外包间。

⑫分装中注意检查是否有跑边和切边不齐等情况，若有，可分别调节加料器齿轮，制袋器和切边剪刀，如小撕口不规范，可调整撕口切入位置。

⑬抽查装量不稳定时，应停机，调好装量再开机运行。

⑭分装结束，及时填写相关产品颗粒分装岗位批生产记录（表2-35）。

颗粒分装岗位主要工艺参数见表2-29。

表2-29　颗粒分装岗位主要工艺参数表

序号	项　目	参　数	备　注
1	横封温度	125℃（±25℃）	
2	纵封温度	140℃（±25℃）	
3	分装速度	80~110袋/分钟	
4	装　量	5.0g（±6%）	

5. 质量监控

（1）授权驻车间质量管理人员（QA）、车间工艺员履行质量监控职责。

（2）颗粒分装的主要监控指标见表2-30。

表2-30　颗粒分装监控表

项　目	标　准	检查方法	不合格品处理	检查人
清场、清洁	清场、清洁	现场检查、 文件检查	重新清场、清洁至合格	车间主管 工艺员 QA
物料验收	有检验报告； 药用复合膜文字清晰，内容完整； 包装完整； 颗粒色泽一致、无花斑； 品种、数量准确	现场检查、 文件检查； 接收时抽查100%箱	退回中间站或仓库，重新领取	车间主管 工艺员 QA
环境指标	温度：18~26℃ 湿度：45%~65%	现场检查、 文件检查	纠偏至合格	工艺员 QA

续表

项目		标准	检查方法	不合格品处理	检查人
工艺参数	横封温度	125℃（±25℃）	随时检查	停机纠偏至规定参数	车间主管 工艺员 QA
	纵封温度	140℃（±25℃）	随时检查	停机纠偏至规定参数	车间主管 工艺员 QA
	分装速度	80~110袋/分钟	随时检查	纠偏至规定参数	车间主管 工艺员 QA
	装量	5.0g（±6%）	2小时抽查一次	纠偏至合格	车间主管 工艺员 QA
待包装产品质量标准	密封性		随时检查	纠偏至规定参数	工艺员 QA、QC
	现场QA取样，按照成品质量标准检测，并在生产记录注明取样量				

6. 偏差处理 略。

7. 物料平衡计算

表2-31 物料平衡计算

产品名称	玄麦甘桔颗粒	规格	每袋装5g（未添加蔗糖）	产品批号	
批量		25.0万袋	工艺规程编号	TS-09-007	
颗粒分装	颗粒分装理论数量（kg）	颗粒分装数量（kg）	颗粒分装收率=合格中间产品量/（颗粒领用量+药用复合膜量−颗粒剩余量−药用复合膜剩余量）×100% 收率范围：90%～100%		
			收率(%)	偏差	
				□正常 □异常	
	物料平衡=[颗粒剩余量+药用复合膜剩余量+合格中间产品量+颗粒废料量+药用复合膜废料量]/（颗粒领用量+药用复合膜量）×100%				
	平衡率限度98%～100%		物料平衡率（%）	偏差	
				□正常 □异常	
操作员：				日期： 年 月 日	

8. 清场 生产结束清场并填写清场记录以及清场合格证。

表2-32 清场内容

清场内容	操作要点	合格标准
待包装品清理	1.已分装的合格待包装品放置于洁净塑料框中（待包装品码放高度低于塑料框边缘约1cm），计量、标识，注明名称、批号（或编号）、数量、操作人、日期等； 2.已分装的合格待包装品，从物料传递窗全部转运至外包间，注明醒目状态标识，包括品名、批号、数量、操作人、生产日期等； 3.不合格或污染的物料，已收集于“生产废弃物”桶中	1.装量规范、计量准确、标识明显； 2.物流走向符合规定程序、标识明显； 3.不合格或污染的物料受控于“生产废弃物”管理

续表

清场内容	操作要点	合格标准
剩余中间产品清理	1.将已拆封的中间产品用原包装密封、计量、标识，注明名称、批号（或编号）、数量、日期等； 2.剩余整件的中间产品采用原包装密封，复核重量，检查标识； 3.全部剩余的中间产品暂存于车间中间站，设置货位卡，并办理相应的手续	1.颗粒分装室、自动颗粒包装机上不得遗留物料； 2.剩余物料包装严密、计量准确、标识明显、存放区域正确
剩余包装物清理	1.用于盛装物料的PE洁净袋、周转桶按照清洁状态分类处理； 2.未污染的包装物，按照物流反方向退回来源地，登记相关的记录； 3.污染的包装物，转移至容器具清洗间清洁、干燥，储存于指定地点，或退回来源地，登记相关的记录； 4.剩余药用复合膜用原包装密封（或用内袋衬外袋双层袋）密封、计量、标识，注明名称、批号（或编号）、数量、日期等，按照物流反方向退回内包材暂存间或按照《物料退库管理规程》办理相应的手续，退回仓库	1.分类管理； 2.质量状态判断准确，流向符合规定程序； 3.清洁合格，标识明显，流向符合规定程序； 4.包装严密，标识明显，流向符合规定程序
生产区清洁、消毒	1.厂房与设施按《洁净厂房清洁消毒标准操作规程》《D级洁净区内的工艺管线、灯具、风口等公用设施的清洁、消毒操作规程》《通风、排风、排水、除湿、捕尘、防污染设施清洁操作规程》程序对颗粒分装室实施清洁； 2.根据上述文件规定的洁净厂房消毒程序，定期对洁净区实施臭氧消毒； 3.填写洁净区清洁消毒记录	1.目视送/回封口、门、窗、灯具、管道、墙面、地面、工作台面等表面应光洁、无可见异物或污垢； 2.清洁、消毒效果应符合《洁净厂房清洁消毒标准操作规程》要求； 3.记录填写准确、及时、规范
设备清洁	1.设备与设施主体在线清洁，料斗、量杯、物料盘、成形器等可拆卸部件转移至容器具清洗间离线清洁； 2.按照《颗粒包装机清洁标准操作规程》程序对设备及其附属设施实施清洁； 3.填写设备清洁与消毒记录，经自检、QA评价，设置“已清洁”状态标识	1.主体、可拆卸部件分类清洁； 2.目视设备各表面应光洁、无可见异物或污垢、干燥，清洁、消毒效果应符合各设备清洁、消毒操作规程的要求； 3.经自检、QA评价，设置“已清洁”状态标识
容器具清洁	1.转移至容器具清洗间离线清洁； 2.生产用容器具、PVC周转桶运输工具等按照《工器具清洁与消毒标准操作规程》《运输工具清洁与消毒标准操作规程》程序对工器具、运输工具实施清洁、消毒，并存放于容器具存放间指定位置； 3.设置明显标识，填写容器具、运输工具清洁与消毒记录	1.离线清洁； 2.目视各表面应光洁、无可见异物或污垢、干燥； 3.消毒效果应符合前述工器具、运输工具清洁、消毒操作规程的要求； 4.经自检、QA评价，设置“已清洁”状态标识

续表

清场内容	操作要点	合格标准
生产用小工具、器具清洁	1.转移至容器具清洗间离线清洁； 2.生产用小工具、器具按《生产用小工具、器具清洁操作规程》进行清洁、消毒； 3.存放于容器具存放间指定位置，设置明显标识，填写记录	1.目视各表面应光洁、无可见异物或污垢、干燥； 2.消毒效果应符合《生产用小工具、器具清洁操作规程》要求； 3.经自检、QA评价，设置“已清洁”状态标识
清洁用工具的清洁	1.转移至洁具清洗间离线清洁； 2.清洁用工具按《洁具清洁与消毒标准操作规程》进行清洁或消毒，并存放于指定位置； 3.设置明显标识，填写记录	1.在洁具清洁间实施清洁、消毒； 2.目视各表面应光洁、无可见异物或污垢、无异味、无明水，消毒效果应符合《清洁工具清洁、消毒操作规程》要求； 3.经自检、QA评价，设置“已清洁”状态标识
废弃物清理	1.收集所有不可再加工的物料、包装材料等废弃物置废物贮器中； 2.按《生产过程废弃物的检查及处理管理规程》处理并转送出去； 3.废弃物贮器按《洁具清洁与消毒标准操作规程》于洁具间进行离线清洁，并存放于指定位置； 4.设置明显标识，填写记录	1.生产区或设备上不得遗留废弃物； 2.废弃物通过专用通道转运至指定地点； 3.内外部干净、无污渍、无明水、无异味，应符合废物贮器清洁、消毒的要求； 4.经自检、QA评价，设置“已清洁”状态标识
文件、记录清理	1.撤离本批次生产的所有指导性文件、空白记录，交给工艺员； 2.及时填写批生产记录、清场记录及相关清洁记录，交给班组长； 3.颗粒分装室不得遗留任何文件	1.相关指导性文件或空白记录应整齐存放指定位置（中控室文件柜内），并保持清洁； 2.记录全部规范填写，由班组长负责按物净反程序传递出D级区，上报车间工艺员； 3.无遗留文件或记录
杂物清理	1.清理所有杂物，按规定整齐摆放； 2.撤离与下批生产无关的一切杂物	1.与生产有关的各类物件应摆放整齐并保持清洁； 2.不得遗留任何与生产无关的杂物
人员撤离	1.所有人员撤离操作间，关灯、关门、落锁； 2.清场记录、合格证的正本纳入批生产记录，副本留存操作间进门处外侧悬挂	1.经QA检查，评价清场合格时，人员撤离生产现场； 2.QA设置“已清场”状态标识

六、评价反馈

1. 指导老师评价

表2-33　指导老师评价

评价内容	技能要求		分值	得分
生产前准备	生产工具	1.检查核实清场情况，检查清场合格证； 2.对设备状况进行检查，确保设备处于合格状态； 3.对计量容器、衡器进行检查核准； 4.对生产用的工具的清洁状态进行检查	20	
	物料准备	1.按生产指令领取复合膜； 2.按生产工艺规程制定标准核实所用原辅料（检验报告单、规格、批号）		
整粒与总混操作	1.能正确操作颗粒分装机； 2.会计算物料平衡以及收率； 3.操作完毕能按正确步骤关闭机器		40	
记录	生产记录填写准确、完整		10	
清场	1.生产场地清洁； 2.工具和容器清洁； 3.生产设备清洁； 4.清场记录填写准确、完整		20	
其他	正确回答带教老师提出的问题		10	

2. 学生自我评价

表2-34　学生自我评价

学生姓名：	
你是否参与了实践活动？	
你都参与了哪些具体任务？	
除了完成任务，你还主动做了哪些工作？	
你认为本次实践活动还有哪些需要改进的地方？	
本次实践你有什么收获？你都学到了哪些内容？	

3. 产品质量反馈意见

外观检查：____

____

粒度要求：____

____

七、批包装记录表格

表2-35 颗粒分装记录

产品名称	玄麦甘桔颗粒	规格	每袋装5g（未添加蔗糖）	产品批号		批量	25.0万袋
操作日期	年 月 日	班次		工艺规程编号	TS-09-007		

	检查项目	确认结果
生产前检查与准备	确认颗粒分装岗位有清场合格证并在有效期内；确认工器具、设备处于“已清洁”及“待运行”状态	□已确认
	确认岗位相应文件和记录齐全并受控	□已确认
	确认需用仪器、仪表有校验合格证且在有效期内	□已确认
	确认房间温度18~26℃、湿度45%~65%、走廊对本房间压差≥5Pa	温度____℃，相对湿度____%，压差____Pa
	确认已更换生产状态牌、设备状态牌	□已确认
	确认颗粒分装机组装完好并且试运行正常	□已确认
	确认需用天平有校验合格证且在有效期内，按《自动天平校验标准操作规程》进行校验	□已确认
	备注：已确认请确认人在确认结果项的方框里打“√”	确认人： 复核人：

按《颗粒分装岗位标准操作规程》《颗粒包装机标准操作规程》执行

设备名称	设备型号	设备编号	操作间编号
颗粒包装机			

待分装玄麦甘桔颗粒数量：________，批号：________________ 药用复合膜数量：________，进厂批号：________________	确认人：

颗粒分装	操作：①按指令调整好产品批号、生产日期、有效期至字码，安装好复合膜，设置横封温度125℃ ± 25℃，纵封温度140℃ ± 25℃。②颗粒分装过程中随时检查封口是否严密，印制内容是否清晰、装量差异是否符合规定。并每隔30分钟记录一次装量检查情况	产品批号：
		生产日期：
		有效期至：
		纵封温度：______℃，横封温度：______℃；颗粒分装速度______袋/分钟；装量检查：每10个空复合膜重量______g，平均每个重______g

交接：分装小袋用洁净的塑料周转箱盛装，经传递窗传入外包装间

颗粒领取、使用	颗粒领料量（kg）	颗粒废料量（kg）		颗粒剩余量（kg）	
药用复合膜	上批批号	上批结存（kg）	领料量（kg）	剩余量（kg）	废料量（kg）

颗粒领料量：______kg，折合______袋；合格中间产品量：______kg，折算______袋（取样量：______袋）

项目	结果	偏差
损耗率≤5%；复合膜损耗率=[废料量/（领料量+上批结存-剩余量）]×100%	损耗率 %	正常□ 异常□
物料平衡率：98% ~100%；物料平衡=[颗粒剩余量+药用复合膜剩余量+合格中间产品量+颗粒废料量+药用复合膜废料量]/（颗粒领用量+药用复合膜量）×100%	平衡率 %	正常□ 异常□
收率：90%~100%；收率=合格中间产品量/（颗粒领用量+药用复合膜量-颗粒剩余量-药用复合膜剩余量）×100%	收率 %	正常□ 异常□

操作人： 工序负责人： QA：

备注：

表2-36　颗粒检测记录

<table>
<tr><td>产品名称</td><td>玄麦甘桔颗粒</td><td>规格</td><td colspan="3">每袋装5g（未添加蔗糖）</td><td colspan="3">产品批号</td><td></td><td>批量</td><td>25.0万袋</td></tr>
<tr><td>操作日期</td><td colspan="5">年　月　日至　年　月　日</td><td colspan="3">班次</td><td></td><td>设备编号</td><td></td></tr>
<tr><td>设定装量</td><td colspan="11">标示量：每袋装5g（未添加蔗糖）；实际装量应为标示量的±6%；颗粒上限控制：5.3g/袋；颗粒下限控制：4.7g/袋。10个空复合膜袋重量：______g，平均袋重：______g</td></tr>
<tr><td>每袋重量</td><td colspan="5">岗位装量控制范围：颗粒+袋重</td><td colspan="3">上限：　g/袋</td><td colspan="3">下限：　g/袋</td></tr>
<tr><td>操作标准</td><td colspan="11">检测记录频次：30分钟/次；装量差异检查方法：每次抽查10袋，用1/100电子天平称量</td></tr>
<tr><td>序号
时间</td><td>1</td><td>2</td><td>3</td><td>4</td><td>5</td><td>6</td><td>7</td><td>8</td><td>9</td><td>10</td><td>结果判定</td></tr>
<tr><td>日　时　分</td><td></td><td></td><td></td><td></td><td></td><td></td><td></td><td></td><td></td><td></td><td>符合□ 不符合□</td></tr>
<tr><td>日　时　分</td><td></td><td></td><td></td><td></td><td></td><td></td><td></td><td></td><td></td><td></td><td>符合□ 不符合□</td></tr>
<tr><td>日　时　分</td><td></td><td></td><td></td><td></td><td></td><td></td><td></td><td></td><td></td><td></td><td>符合□ 不符合□</td></tr>
<tr><td>日　时　分</td><td></td><td></td><td></td><td></td><td></td><td></td><td></td><td></td><td></td><td></td><td>符合□ 不符合□</td></tr>
<tr><td>日　时　分</td><td></td><td></td><td></td><td></td><td></td><td></td><td></td><td></td><td></td><td></td><td>符合□ 不符合□</td></tr>
<tr><td>日　时　分</td><td></td><td></td><td></td><td></td><td></td><td></td><td></td><td></td><td></td><td></td><td>符合□ 不符合□</td></tr>
<tr><td>日　时　分</td><td></td><td></td><td></td><td></td><td></td><td></td><td></td><td></td><td></td><td></td><td>符合□ 不符合□</td></tr>
<tr><td>日　时　分</td><td></td><td></td><td></td><td></td><td></td><td></td><td></td><td></td><td></td><td></td><td>符合□ 不符合□</td></tr>
<tr><td>日　时　分</td><td></td><td></td><td></td><td></td><td></td><td></td><td></td><td></td><td></td><td></td><td>符合□ 不符合□</td></tr>
<tr><td>日　时　分</td><td></td><td></td><td></td><td></td><td></td><td></td><td></td><td></td><td></td><td></td><td>符合□ 不符合□</td></tr>
<tr><td>日　时　分</td><td></td><td></td><td></td><td></td><td></td><td></td><td></td><td></td><td></td><td></td><td>符合□ 不符合□</td></tr>
<tr><td>日　时　分</td><td></td><td></td><td></td><td></td><td></td><td></td><td></td><td></td><td></td><td></td><td>符合□ 不符合□</td></tr>
<tr><td>日　时　分</td><td></td><td></td><td></td><td></td><td></td><td></td><td></td><td></td><td></td><td></td><td>符合□ 不符合□</td></tr>
<tr><td>日　时　分</td><td></td><td></td><td></td><td></td><td></td><td></td><td></td><td></td><td></td><td></td><td>符合□ 不符合□</td></tr>
<tr><td colspan="6">操作人：</td><td colspan="6">复核人：</td></tr>
</table>

表2-37 待包产品称量记录

产品名称	玄麦甘桔颗粒	规格	每袋装5g（未添加蔗糖）	产品批号		批量	25.0万袋
操作日期	年 月 日	班次		工艺规程编号	TS-09-007		

称量交接	待包装产品用洁净的塑料周转箱盛装，定量称重装______kg/箱（毛重），称量后按顺序做好箱号											
	顺序号											
	包装产品数量：空箱重______kg/个，尾箱重______kg，箱数______箱，毛重共______kg，净重共计______kg 净重计算方法：净重=【定量称重量×（箱数-1）+尾箱重】-（空箱重×箱数）											

操作人： 工序负责人： QA：

备注：

项目三　还少胶囊剂的生产

任务1　制粒与干燥

一、学习目标

1. 掌握制粒与干燥的生产工艺流程。

2. 能熟练操作槽式混合机、摇摆式制粒机、厢式干燥器并按处方和工艺流程生产出合格的产品。

3. 具有药品质量观和“依法生产”意识，树立药品质量使命感和责任感；锻炼团队合作精神。

二、任务书

根据还少胶囊剂的生产指令领取淀粉等相关的原辅料，见表3-1。

表3-1　制剂领料记录

品　　名	还少胶囊	规　　格	0.42g/粒	
批　　号		计划产量	160.0 万粒	
领料日期	年　　月　　日			
物料名称	物料编号	批号	单位	数量
还少胶囊浸膏	Z001		kg	
玉米淀粉	F012		kg	
灭菌山药细粉	Z002		kg	
挥发油	Z048		ml	
95%乙醇	F002		ml	
物料员：	工序负责人：		QA：	

三、获取资讯

1. CH系列槽型混合机的标准操作规程

（1）开机前准备工作

①每班使用前须观察油镜内油液是否在标准油位线上，以避免设备在运行过程中因磨损导致设备异常。

②每班使用前检查设备各部件是否完好，搅拌桨内密封是否良好，有无油液的跑、冒、漏等现象。

③开机前须检查动力电机的传动皮带是否在正常使用范围内，若磨损过度应进行更换。

④更换设备状态标识。

（2）开机运行

①接通电源（合上电源开关）。

②点动上行按钮或点动下行按钮，使料槽水平。

③按下搅拌按钮，空转约两分钟，观察设备在运行过程中有无异常响声。

④确认无异常后关闭电源开关，按工艺生产要求进行加料实载运行。

⑤将物料倒进槽型料筒内，盖上盖板，点动上行按钮，将料槽置于水平位置，按下搅拌按钮，按工艺规定时间进行物料混合。

（3）操作结束停机

①完成工艺规定时间内的搅拌工序，关闭搅拌按钮，点动下行按钮，使料槽置于下倾，将搅拌物料置于盛放容器内。

②完成工序，关闭电源。

（4）注意事项

①在点动上行、下行及运行过程中，任何操作人员不得接触槽型混合机，并在运行过程中不得再行添加物料。

②物料的添加，不得超过额定量。（按照全容积的80%添加）

③完成混合工序，进行清洁时必须在切断电源的情况下进行清洁工序。

（5）设备清洁　执行《CH系列槽型混合机清洁管理规程》，具体详见表3-2。

表3-2　清洁项目及主要内容

项目	主 要 内 容	是否完成
清洁对象	CH-400槽形混合机	是□ 否□
清洁频次	1.每天/每批生产结束后、更换品种 2.超过有效期 3.维修后或其他特殊情况	是□ 否□
清洁地点	就地清洁	是□ 否□

续表

项目	主 要 内 容	是否完成
清洁用具	不锈钢桶、不锈钢瓢、清洁抹布	是□ 否□
消毒剂	75%乙醇	是□ 否□
清洁方法	1.每班生产结束、更换品种 (1)关闭电源。 (2)用饮用水B类抹布将设备表面的附沾物及残迹擦洗干净。 (3)用饮用水B类抹布擦拭设备各部位至干净无残迹。 (4)用纯化水A类抹布将设备上的附沾物及残迹擦洗干净。 (5)用75%乙醇擦拭一遍。 2.超过有效期、维修后或其他特殊情况 按(2)(3)(4)(5)执行	是□ 否□
干燥存放	用清洁抹布进行擦拭至水迹清除后自然晾干，在位存放	是□ 否□
清洁工具的清洗和存放	按《洁具清洁标准操作规程》执行	是□ 否□
废弃物处理	产生的废弃物应按《废弃物管理规程》规定进行处理	是□ 否□
清洁效果评价	肉眼检查应无可见污物。QA检查合格挂上“已清洁”“待运行”状态标志，“已清洁”状态标志牌上注明效期。如不合格则重新清洁操作直至合格	是□ 否□
清洁有效期	不超过3天	是□ 否□

(6)其他　设备在运行结束后，操作人员须按照实际运行情况填写《设备使用日志》。

2. 摇摆式颗粒机的标准操作规程

(1)开机前准备工作

①更换设备状态标识，将“正常”更换为“运行”标识。

②每班使用前，应对设备进行电源按钮(开关)通断检查，以保证设备开关(按钮)良好的通断能力。

③每班使用前，检查筛网安装是否正确，有无破损。

④每班使用前，检查油位高度是否在油位线以上。

(2)开机运行

①接通电源。

②调节工作速度，达到合适的整粒速度。

③按下“启动”按钮，开始整粒工序。

(3)操作结束停机

①按下“停止”按钮，完成整粒工序。

②切断电源。

(4)注意事项

①在进料过程中不宜加得太满，防止筛网破损。

②在生产过程中如果发现物料黏滞不下，应立即停车，用清理工具进行清理，严禁用

手铲除，以免造成人身伤害。

③在生产过程中，严禁将物料以外的物质混入整粒筛内，避免造成整粒筛网的损坏。

④按钮操作面板，应安装防水装置，以免电器元件因进水而损坏。

（5）设备清洁　执行《摇摆式颗粒机清洁管理规程》，具体操作详见表3-3。

表3-3　清洁项目及主要内容

项目	主要内容
清洁对象	摇摆式颗粒机
清洁频次	1.每天/每批生产结束后、更换品种 2.超过有效期、维修后或其他特殊情况
清洁地点	可拆卸部分在器具清洗室内清洗；不可拆卸部分在位清洗
清洁用具	不锈钢桶、不锈钢瓢、清洁抹布
消毒剂	75%乙醇
清洁方法	1.每天/每批生产结束后、更换品种。 （1）关闭电源，取下筛网、滚筒，在清洗间用饮用水冲洗。 （2）用B类抹布将设备外表面附沾物及残留物擦拭干净。 （3）用A类抹布将设备内表面附沾物及残留物擦洗干净。 （4）用75%乙醇擦拭一遍。 2. 超过有效期、维修后或其他特殊情况。 （1）纯化水擦拭二遍，抹布将设备各部位擦拭干净。 （2）用75%乙醇擦拭一遍
干燥存放	用清洁抹布进行擦拭至水迹清除后自然晾干，在位存放
清洁工具的清洗和存放	按《洁具清洁标准操作规程》执行
废弃物处理	产生的废弃物应按《废弃物管理规程》规定进行处理
清洁效果评价	肉眼检查应无可见污物。QA检查合格挂上“已清洁”“待运行”状态标志，“已清洁”状态标志牌上注明效期。如不合格则重新清洁操作直至合格
清洁有效期	不超过3天

3. CT-C-Ⅳ热风循环烘箱的标准操作规程

（1）开机前准备工作

①检查烘箱、烘盘是否清洁。

②检查电气接线是否完好。

③检查开关动作是否良好。

（2）加料

1）开启箱门，拉出烘车托架将需干燥的药物均匀摊放于托盘内，依次至上而下摆放在托架上，装料完毕，将烘车托架推入箱内，关闭箱门；严禁将易燃易爆物品放入箱内干燥，以免发生爆炸。

2）参数设定，根据工艺需求温度及排湿情况设定设备使用参数，具体设置方式如下。

①SU：所需烘干温度。

②SUL：设定排湿温度。

③NT：排湿风机打开时间。

④FT：排湿风机关闭时间。

⑤以上各项参数的设定须根据工艺要求的具体数值进行相应设定。

3）加热方式选择：热风循环烘箱有电加热及蒸汽加热两种热源模式，根据能源连接情况选择加热方式，本设备采用蒸汽能源模式。

（3）开机运行　完成各参数设定后开启设备进行加热烘干。具体操作如下。

1）首先在操作面板上选择加热方式，方式为“蒸汽加热”。

2）按下“备用”按键，该键为烘箱排湿控制按键。

3）打开风机，设备进行烘干工作。

（4）停机

1）完成使用后，关闭“加热”。

2）关闭“备用”。

3）关闭循环风机。

4）关闭设备操作面板电源。

（5）注意事项

1）电器控制的维护须由专业电工人员进行维护；当烘箱不使用时，应切断电源，确保安全。

2）切勿将易燃易爆物品放入烘箱内进行烘干。

3）打开烘箱门进行物料干湿度查看时，应有防护措施，以防止烫伤。

4）使用时，应注意风机工作状况，若有碰撞声，应立即停机检查。

（6）设备清洁　执行《CT–C系列热风循环烘箱清洁管理规程》，具体操作详见表3–4。

（7）其他　设备在运行结束后，操作人员须按照实际运行情况填写《设备使用日志》。

表3–4　清洁项目及主要内容

项目	主 要 内 容
清洁对象	CT–C型热风循环烘箱
清洁频次	1.每天/每批生产结束后、超过有效期 2.更换品种 3.维修后或其他特殊情况
清洁地点	烘车、烘盘推入清洗间内清洁
清洁用具	不锈钢桶、不锈钢瓢、清洁抹布、不锈钢铲
消毒剂	75%乙醇

续表

项目	主 要 内 容
清洁方法	1.每天/每批生产结束后、超过有效期 (1)用不锈钢铲清除烘箱外表面残留物，并用抹布擦拭干净。 (2)用B类抹布将设备表面附沾物擦拭干净。 2.更换品种 (1)烘盘、小车在清洗间用饮用水冲洗，用A类抹布擦干。 (2)烘箱表外表面用抹布将附沾物擦干净，并擦干。 (3)烘箱内用抹布除去残留物，并用抹布擦拭干净，必须定时用清洁剂擦洗干净，用抹布擦干。 (4)将烘盘从上至下反扣在烘车上，推进烘箱内，关好门，继续通蒸汽，烘30分钟至烘干。 3.维修后或其他特殊情况
干燥存放	用清洁抹布进行擦拭至水迹清除后自然晾干，在位存放
清洁工具的清洗和存放	按《洁具清洁标准操作规程》执行
废弃物处理	产生的废弃物应按《废弃物管理规程》规定进行处理
清洁效果评价	肉眼检查应无可见污物。QA检查合格挂上“已清洁”“待运行”状态标志，“已清洁”状态标志牌上注明效期。如不合格则重新清洁操作直至合格
清洁有效期	不超过3天

4. 常用的干燥方法

在制药工业中，被干燥物料的形状是多种多样的，有颗粒状、粉末状、丸状固体，也有浆状（如中药浓缩液）、膏状（如流浸膏）流体。物料的性质各不相同，如热敏性、酸碱性、黏性、易燃性等。对干燥产品的要求也各有差异，如含水量、形状、粒度、溶解性及卫生要求等。生产规模及生产能力各不相同。因此，采用的干燥方法与设备也是多种多样的。

（1）烘干法　是利用热干燥气流或单纯的干燥空气进行干燥的方法。气流干燥的原理是通过控制气流的温度、湿度、速度来达到干燥的目的。其干燥效率与气流的温度、湿度和流速有关，温度越高、流速越快、相对湿度越低，越有利于干燥。由于物料处于静止状态，所以干燥速度较慢。

有烘干、晒干、阴干等多种方式，其中烘干最为常用。设备有干燥箱、烘房和烘柜。烘箱是一种常用的干燥设备，主要由干燥室和加热装置组成。干燥室内有多层架子，供放置装物料的盛器。加热器通常应用电热或蒸汽加热。空气经过加热器升温，并在流动中将热能传递给被干燥的物料，同时也将湿物料蒸发的湿气带走。为了获得更好的干燥效果，可将烘箱内的自然气流改为强制气流，如可在烘箱内装鼓风装置，以利于将湿空气迅速排出。为了克服湿蒸气到达箱体上部时发生的冷凝，常使用气流由上至下的模式。

（2）减压干燥法　又称真空干燥法，指在密闭的容器中抽去空气后进行干燥的方法。减压干燥器由干燥柜、冷凝器与冷凝液收集器、真空泵三部分组成。其特点是干燥温度低，速度快。物料呈疏松海绵状，易于粉碎。适用于不耐高温的药物干燥。但生产能力小，间歇操作，劳动强度大。

（3）喷雾干燥法　是流态化技术用于液态物料干燥的较好方法，是将液态物料浓缩至适宜的密度后，使雾化成细小雾滴，与一定流速的热空气流进行热交换，使水分迅速蒸发的干燥方法。喷雾干燥器由干燥塔、喷雾器、热空气和输送热空气进入干燥塔的设备以及细粉与废气分离装置等四部分组成。喷雾器是喷雾干燥设备的关键组成部分，它会影响产品的质量和能量消耗。工作时先打开鼓风机，空气经滤过器、预热器加热至280℃左右后，自干燥器上部沿切线方向进入干燥塔，塔内温度一般在120℃以下，待达到该温度数分钟后，再将药液自导管经流量计输送到喷头，在进入喷头的压缩空气（392～490kPa）作用下，药液由喷头形成雾滴喷入干燥塔，再与热气流混合后很快即被干燥。已干燥的细粉落入收集桶内，部分干燥的粉末随含水分的热气流进入气粉分离器后收集于布袋内，热废气从排气口排出。因其瞬间干燥，特别适用于热敏性物料，能保持其原来的色香味，易溶解，含菌率低；但控制不当易造成干燥物附壁、成品收集率低、清洗设备困难等问题。

（4）沸腾干燥法　又称流化床干燥，是流化技术的新发展。它是利用热空气流使湿颗粒悬浮，呈流态化，似“沸腾状”，热空气在湿颗粒间通过，在动态下进行热交换，带走水气而达到干燥目的的一种方法。主要用于湿粒性物料如片剂及颗粒剂的湿颗粒干燥和水丸的干燥。该法物料磨损较轻，干燥速度快，效率高，干燥均匀，产量大。热空气经过高效过滤器，没有杂质和异物的带入。干燥时不需翻料，且能自动出料，节省劳动力，操作方便，占地面积小，适于大规模生产。但热能消耗大，清扫设备较麻烦，尤其是有色颗粒干燥时给清洁工作带来困难。

（5）红外线干燥法　红外线干燥是利用红外线辐射器产生的电磁波被含水物料吸收后，直接转变为热能，使物料中水分受热气化而干燥的一种方法，属于辐射加热干燥。红外线干燥的原理是红外线辐射器所产生的电磁波以光的速度辐射到被干燥的物料上，由于红外线光子的能量较小，被物料吸收后，不能引起分子与原子的电离，只能增加分子热运动的动能，使物料中的分子强烈振动，温度迅速升高，将水等液体分子从物料中驱出而达到干燥的目的。红外线有近红外线和远红外线之分。很多物料尤其是有机物、高分子物料及水分等在远红外区域有很宽的吸收带，远红外线的干燥速率是近红外线干燥的2倍，是热风干燥的10倍。由于远红外线干燥法具有干燥速度快、产品外观好、质量高、能量利用率高等优点，目前在制药中被广泛应用。

（6）微波干燥法　微波是一种高频波，波长为1mm~1m，频率为300MHz~300GHz，在制药工业上只用915MHz和2450MHz两个频率，后者在一定条件下具有灭菌作用。其干燥设备采用辐射传能，系介质整体加热，无需其他传热媒介，因此具有速率快、效率高的特点，且与常规技术相比可提高功效4倍以上，而且干燥质量佳。

（7）其他干燥方法

①鼓式干燥法　鼓式干燥是将湿物料蘸取涂在光滑的金属转鼓上形成薄层，利用热传导进行干燥的方法，又称鼓式薄膜干燥或滚筒式干燥。鼓式干燥设备分单鼓式和双鼓式。其工作原理是利用表面光滑的金属鼓，鼓内用热空气、电阻丝或蒸汽加热，当鼓转动时，从贮液槽中蘸取药液在鼓面涂成一薄层，鼓转动一圈时，此薄层药液已经干燥且被刮刀刮下。转动第二圈时再次蘸取药液，如此连续转动，达到干燥药料的目的。

鼓式薄膜干燥器的热能利用比较经济，其干燥速率与鼓面大小、鼓面的温度、药料的浓度及药膜的厚度有关。干燥时鼓的转速调节很重要，要求以物料转到刮刀处已充分干燥为度。鼓的转速一般每分钟4～10转，必要时还可调节药液浓度或药膜厚度以达到干燥目的。鼓内凝集的水分必须随时由吸液管排除，否则会降低干燥效率。该法可连续生产，干燥物料呈薄片状，易于粉碎。常用于中药浸膏的干燥和膜剂的制备。若将鼓式薄膜干燥器装上密封外壳，连接真空泵，便可在减压条件下操作，可用于对热敏感的药料的干燥。

②冷冻干燥法　先将被干燥液态物料冷冻成固体，再在低温减压条件下，使固态的冰直接升华为水蒸气排出而达干燥目的的方法。其特点是：物料在高真空和低温条件下干燥，尤适用于热敏性物品的干燥。干品多孔疏松，易于溶解，且含水低，有利于药品长期贮存。如抗生素、血浆、疫苗等生物制品以及中药粉针剂和止血海绵剂等。

③吸湿干燥法　系将干燥剂置于干燥柜或干燥室的架盘下层，将湿物料置于架盘上层进行干燥的方法。该法适用于含湿量较少的药品及某些含有芳香性成分的药材干燥，如糖衣片剂、中药浸膏散剂等。干燥器可分为常压干燥器和减压干燥器，小型的多为玻璃制成。常用的干燥剂有无水氧化钙（生石灰）、无水氯化钙、硅胶等，大多数可经高温解吸再生而回收利用。

四、问题引导

1. 万能粉碎机适合哪些药材？

____

____

2. 粉碎之后需不需要过筛，细粉的要求是什么？

____

____

3. 物料在发放过程中，哪些情况下禁止发放？

____

____

五、任务实施

1. 处方依据

（1）法定处方　《中国药典》（2020年版）

熟地黄	60g	山药（炒）	60g	牛膝	40g
枸杞子	40g	山茱萸	40g	茯苓	60g
杜仲（盐制）	40g	远志（甘草炙）	40g	巴戟天（炒）	40g
五味子	40g	小茴香（盐制）	40g	楮实子	40g
肉苁蓉	40g	石菖蒲	20g	大枣（去核）	60g

制成1000粒

（2）生产处方

表3-5 制剂生产批量处方

物料名称	配料量
还少胶囊浸膏	160万粒浸膏量
灭菌山药细粉	160万粒山药细粉灭菌收得量
玉米淀粉	计算公式[注]
挥发油	160万粒实际收油量
乙　醇	160万粒实际收油量×2
制成160万粒	

注：加入量计算公式　玉米淀粉=$m-n-a$
式中，m，表示160万粒理论重量；n，表示干膏量=浸膏量×（1-浸膏水分%）；a，表示灭菌山药粉量。

2. 制剂工艺流程图

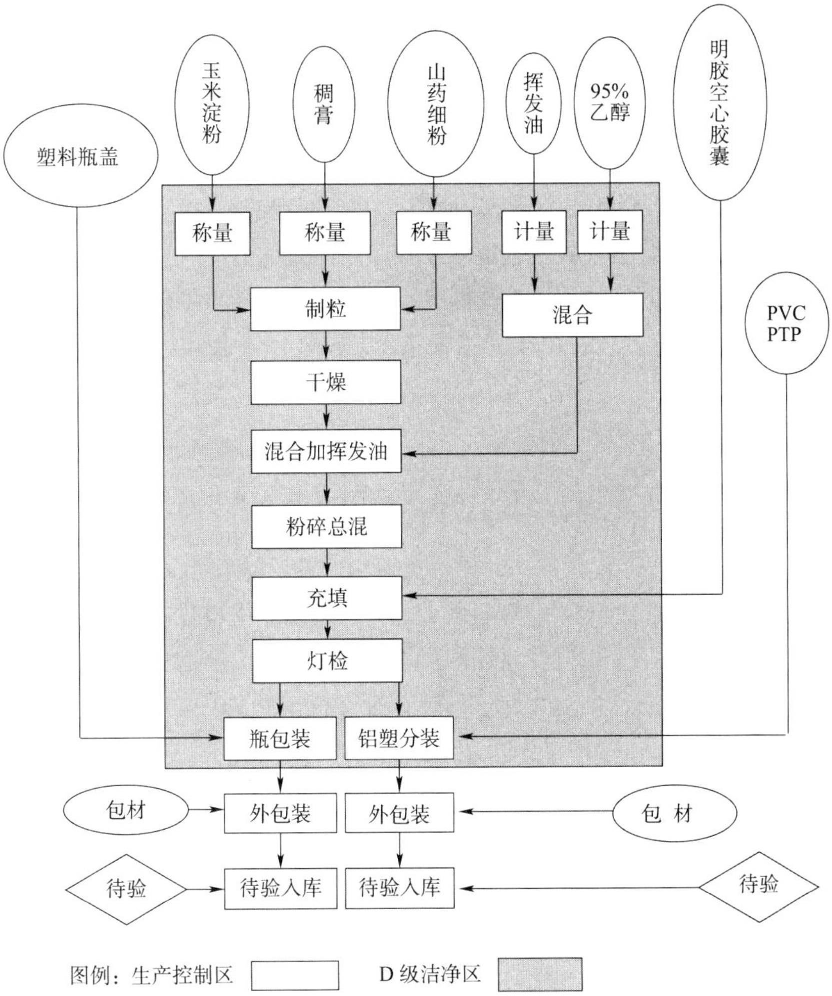

图3-1 还少胶囊剂工艺流程图

3. 生产前的准备

（1）检查、确认

①检查、确认暂存间，清场合格，且在有效期内。

②检查、确认设备与设施、工具、容器、工作台面，清洁、无上批遗留物。现场留存有上批《清场合格证》（副本），且在有效期内。

③按照规定进行了使用前的清洁或消毒、清场检查，超过有效期或不合格时，依据《清场管理规程》重新清场、检查与评价。

④根据用量选择适宜量程和精密度的衡器、量具等计量器具，具体规程见《计量器具管理规程》；确认衡器、量具性能完好，具有《检定/检验合格证》，并在检定合格期内，清洁卫生。

⑤检查、确认辅料、中间产品等物料在品种、规格、数量、质量等方面符合本工序的要求。

⑥检查、确认现场的文件、标识、状态标志等符合本工序的要求。

⑦符合要求后更换生产状态牌、设备状态牌开始生产。

⑧环境指标符合生产控制区的标准，方可进行生产操作。

（2）领料操作过程

1）依据批生产计划、《批指令管理规程》，生产管理部根据生产由工艺员起草《批生产指令》经车间主管审核，送QA主管逐项复核审定签批生效。

2）车间物料员依据批指令填写《领料单》，前往仓储管理部限额领取物料。

3）每批理论产量160万粒，由车间主管或工艺员按以下公式计算并通知物料员领取相关物料。

①还少胶囊浸膏为160万粒量

②灭菌山药粉160万粒量

③玉米淀粉加入量。计算公式如下。

玉米淀粉 = 理论量（160万粒）× 0.42g – 灭菌山药粉 – 浸膏量 ×（1 – 浸膏水分%）

4）车间物料员、仓管员依据《物料发放管理规程》《物料称量计数管理规程》《车间领用、发放物料管理规程》《物料发放标准操作规程》《领发料标准操作规程》的规定，称量、复核，并填写《称量、记数记录》，领取的物料按照每种物料种类予以包装，张贴《物料签》，将物料送至车间物料暂存间，分类码放整齐。

（3）称量、配料操作

①依据《批生产指令单》以减量法或直接称量法，称取物料，并根据《称量复核标准操作规程》，逐一复核。

②将已称取物料放入具盖（塞）的干净周转筐内，密闭，在容器外张贴《物料签》（SR-09-003），标明品名、代号、批号、日期、称量人及复核人等，备用。操作人、复核人在表3-15上签名。

③集中留存暂存间，将批量的物料按照品种集中管理，设置标识。

④有关制粒操作的环境监测，其相关内容填入表3-6。

表3-6　记录表

生产区域洁净区级别		学生填写
室温		
相对湿度		
前室对本房间压差		

4.制粒操作

（1）取已称好的淀粉、灭菌山药细粉加入到槽型混合机内，开启搅拌混合5分钟。

（2）将配好的稠膏倒入槽型混合机内，继续搅拌混合3~5分钟，出料。

（3）将软材用摇摆式颗粒机过12目筛制粒，制粒前后确认筛网完整性。

（4）将制得湿颗粒平铺于不锈钢盘内，物料厚度3～5cm。

（5）填写制粒记录（表3-16）。

5. 干燥、加挥发油操作

（1）设定工艺参数，按SU键设定50~60℃烘干温度；按SUL键设定80℃排湿温度；按NT键设定排湿风机打开时间10分钟；按FT键设定排湿风机关闭时间10分钟。

（2）开机运行，在操作面板上选择加热方式，方式为“蒸汽加热”；按下“备用”按键，该键为烘箱排湿控制按键；打开风机，进行烘干。

（3）加热2小时后用不锈钢铲进行翻粒，然后设定干燥温度90～105℃继续烘干3~5小时后，每2小时翻动一次，上下盘交换位置。

（4）颗粒水分指标符合要求时，关闭“加热”，关闭“备用”，关闭循环风机，关闭设备操作面板电源。

（5）待物料温度降至40℃以下，取出不锈钢盘后将物料（分四次）倒入洁净的槽型混合机内，开启搅拌混合，边搅拌混合3分钟边用洁净喷壶将配制后的挥发油约2100ml（挥发油约700ml加入95%乙醇1400ml）分四份分别加入喷入干燥后的颗粒中，继续混合60～90秒，收料，密闭放置不低于30分钟。交整粒工序。并填写相关的生产表格（表3-17）。

（6）设备操作按《摇摆式颗粒机标准操作规程》《CT-C-IV型热风循环烘箱标准操作规程》《CH系列槽型混合机标准操作规程》操作执行。

（7）生产废料盛装于容器内，盖封，标识“废弃物”，待与本班次的其他废弃物混合，送至垃圾场。

（8）班中清场，经过QA现场认定并发放清洁合格证

操作环境条件、制粒工艺参数及喷挥发油工艺参数见表3-7、表3-8、表3-9。

表3-7 操作环境条件

生产区域：D级洁净区（室温18~26℃、相对湿度45%~65%）

前室对粉碎室、制粒干燥间的压差应≥5Pa

操作间名称	房间编号	设备名称	设备编号
制粒干燥间	4-1-089、4-1-090	槽型混合机	GT-007、GT-008
		摇摆式颗粒机	GT-004、GT-003
		热风循环烘箱	GT-043、GT-044

表3-8 制粒工艺参数

工　序	项　目	参　数
干混合	搅拌时间	5分钟
湿混合（制软材）	搅拌时间	3～5分钟
制粒	制粒筛网目数	12目
	筛网完好情况	制粒前后筛网应完好
干燥	翻粒前温度	50～60℃
	翻粒前干燥时间	2小时
	蒸汽压力	0.2～0.5MPa
	翻粒后温度	95～105℃
	翻粒后干燥时间	3～5小时
	出料温度	40℃以下
收料后	密闭	不低于30分钟

表3-9 喷挥发油工艺参数

工序	项　目	参　数
喷浑发油	物料温度	40℃以下
	混合	60～90秒

6. 操作记录

上述各工序完成规定操作后，按照《原始记录填写管理规程》要求，及时、准确、真实、清晰、完整地填写原始记录。（表3-15、表3-16、表3-17）

7. 清场、清洁

（1）上述各工序完成规定任务后，按照厂房及设施、设备、容器具清洁、消毒操作规程进行清洁、消毒，通过自查、复查、质监员检查合格后悬挂“已清洁”或“已消毒”状态标志，并记录。

（2）清洁完成后及时进行清场，依据《清场管理规程》（SMP-09-018）执行。通过自查、复查、质监员检查合格后悬挂“已清场”状态标志及清场合格证，并记录。

（3）班中的清场，授权现场QA予以现场评价，合格时准许进入其他品种或下批生产，并在记录中签字确认。

8. 变更控制

生产工艺、关键设备、辅料的改变、清洁消毒方式的改变、检验方法的改变等应进行验证，评价符合标准后按《变更控制管理规程》(SMP-10-023)进行变更，批准后执行。

9. 偏差处理

若有偏离生产工艺、操作规程以及质量不合格、称量不准确、时间超限等影响质量的关键因素发生，停止操作。车间技术人员按《偏差处理管理规程》(SMP-10-024)根据具体情况提出解决方案，并填写《偏差调查处理报告》(OR-10-070)报经质量管理部批准后执行。

上述处理过程详细记录、存档。

10. 收率、物料平衡

(1)各工序物料收率

表3-10　工序收率

工序	收率(%)	计算公式	计算结果
制粒干燥收率	90%~100%	实际产量/理论药粉产量 × 100%	

(2)各工序物料平衡

表3-11　物料平衡

工序	平衡率(%)	计算公式	计算结果
制粒干燥物料平衡	90% ~100%	(实际产量+废料总量)/理论产量 × 100%	

11. 生产结束后清场

(1)上述各工序完成规定任务后，按照厂房及设施、设备、容器具清洁、消毒操作规程进行清洁、消毒，通过自查、复查、质监员检查合格后悬挂“已清洁”或“已消毒”状态标志，并记录。

(2)清洁完成后及时进行清场，依据《清场管理规程》执行。通过自查、复查、质监员检查合格后悬挂“已清场”状态标志及清场合格证，并记录。

(3)班中的清场，授权现场QA予以现场评价，合格时准许进入其他品种或下批生产，并在生产记录表中签字确认。

表3-12　清场内容

清场内容	操作要点	合格标准
合格中间产品清理	1.已填充药粉、分装、计量、标识的合格中间产品，清洁周转桶外壁至洁净。 2.合格的中间产品全部转运至中间站或流入下道工序，设置货位卡。 3.加工过程中形成的不合格品或污染的物料，已收集于“生产废弃物”	包装严密、计量准确、标识明显，外部清洁、无粉尘、污渍； 转运符合程序，胶囊填充室、加工设备上不得遗留合格的中间产品； 不合格或污染的物料受控于“生产废弃物”管理

续表

清场内容	操作要点	合格标准
剩余物料清理	1.将已拆封的物料用原包装（或用内袋衬外袋双层袋）密封、计量、标识，注明名称、批号（或编号）、数量、日期等；剩余整件的物料采用原包装（或用内袋衬外袋双层袋）密封，复核重量，检查标识。 2.全部剩余物料按照《工艺卫生管理规程》（SMP-009-026-01）交给物料员，存放于中间站，设置货位卡，或按照《物料退库管理规程》（SMP-06-021-01）办理相应的手续，退回仓库	胶囊填充室、加工设备上不得遗留物料；剩余整件物料包装严密、计量准确、标识明显； 退料手续齐全，符合《工艺卫生管理规程》（SMP-009-026-01）、《物料退库管理规程》（SMP-06-021-01）要求

六、评价反馈

1. 指导老师评价

表3-13　指导老师评价

评价内容	技能要求		分值	得分
生产前准备	生产工具	1.检查核实清场情况，检查清场合格证。 2.对设备状况进行检查，确保设备处于合格状态。 3.对计量容器、衡器进行检查核准。 4.对生产用的工具的清洁状态进行检查	20	
	物料准备	1.按生产指令领取生产原辅料。 2.按生产工艺规程制定标准核实所用原辅料（检验报告单、规格、批号）。 3.准确称取物料		
制粒与干燥操作	1. 按操作规程使用槽式混合机进行制软材操作。 2. 能按照操作规程用摇摆式制粒机制备湿颗粒。 3. 操作完毕能按正确步骤关闭机器		30	
加挥发油	正确计算喷洒量		10	
记录	生产记录填写准确完整		10	
清场	1.生产场地清洁。 2.工具和容器清洁。 3.生产设备的清洁。 4.清场记录填写准确、完整		20	
其他	正确回答带教老师提出的问题		10	

2. 学生自我评价

表3-14　学生自我评价

学生姓名：	
你是否参与了本次生产实训活动？	
你都参与了哪些具体任务？	
除了完成任务，你还主动做了哪些工作？	
你认为本次生产实训还有哪些需要改进的地方？	
本次实践你有什么收获？你都学到了哪些内容？	

七、制粒与干燥生产记录表格

表3-15　称量、配料记录

产品名称	还少胶囊	规格	0.42g/粒	产品批号		批量	160.0万粒
操作日期	年　月　日		班次		工艺规程编号		TS-09-001

检查项目		确认结果
生产前检查与准备	确认称量岗位有清场合格证并在有效期内，并将该清场合格证贴在批记录背后；确认现场和设备处于清洁状态	□已确认
	确认需用衡器有校验合格证且在有效期内、日校已校验	□已确认
	确认房间温度18~26℃、湿度45%~65%、前室对本房间压差≥5Pa，操作间编号	温度____℃，相对湿度____%， 前室对本房间压差____Pa 操作间编号：________
	确认称量台在层流除尘罩的正下方，开启层流除尘罩	________时________分开启除尘罩
	确认岗位相应文件和记录齐全	□已确认
	确认已更换生产状态牌、设备状态牌	□已确认
	备注：已确认请确认人在确认结果项的方框里打“√”；衡器、量具确认需要双人复核，其中包括称、量的独立复核人	确认人：　　复核人：

按《配料岗位标准操作规程》执行

物料名称	批号或（单号）	单位	理论配料量	实际称量值	备注	去向
还少胶囊浸膏		kg				混合制粒
玉米淀粉		kg				混合制粒
灭菌山药细粉		kg				混合制粒
挥发油		ml				总混前时加入
95%乙醇		ml				

台秤编号：

相对称量误差（≤1%）	计算公式：（最小感量值/所称物料最小重量）×100%			台秤最小感量值	
	相对称量误差	最大值：	偏 差	□正常　□异常	

复核检查内容（在□内划√）	称量器具的有效性	物料标识	物料外观性状	称量读数	操作人	复核人
	正常 □ 异常 □	正常 □ 异常 □	正常 □ 异常 □	正常 □ 异常 □		

操作人：　　　　　　　　　　工序负责人：　　　　　　　　QA：

备注：

表3-16 制粒记录

产品名称	还少胶囊	规格	0.42g/粒	产品批号		批量	160.0万粒
操作日期	年 月 日	班次		工艺规程编号		TS-09-001	

	检查项目	确认结果
生产前检查与准备	确认制粒干燥岗位有清场合格证并在有效期内，并将该清场合格证贴在批记录背后；确认现场和设备处于清洁状态	□已确认
	确认需用衡器有校验合格证且在有效期内、日校已校验	□已确认
	确认岗位相应文件和记录齐全	□已确认
	确认房间温度18~26℃、湿度45%~65%、前室对本房间压差≥5Pa，操作间编号	温度____℃，相对湿度____%， 前室对本房间压差________Pa 操作间编号：________
	确认已更换生产状态牌、设备状态牌	□已确认
	备注：已确认请确认人在确认结果项的方框里打“√”	确认人： 复核人：

操作：1.取每锅配料量的玉米淀粉、山药粉加入槽型混合机内，开启搅拌混合5分钟，使其混合均匀，将稠膏按每锅配料量加入槽型混合机混合槽内，搅拌3~5分钟出料；2.将制好的软材置入摇摆颗粒机用12目不锈钢筛网制粒，装入不锈钢盘中，铺匀，每锅制粒后确认筛网完整性；3.具体操作按《制粒干燥岗位标准操作规程》《槽型混合机标准操作规程》《摇摆式颗粒机制粒标准操作规程》执行

设备名称	槽型混机	设备型号		设备编码	
设备名称	摇摆式颗粒机	设备型号		设备编码	

锅次	混合			制软材		制粒		
	玉米淀粉 kg	山药粉 kg	时间	浸膏 kg	时间	时间	筛网是否完整	物料厚度 3~5cm
1			时 分至 时 分		时 分至 时 分	时 分至 时 分	是□ 否□	是□ 否□
2			时 分至 时 分		时 分至 时 分	时 分至 时 分	是□ 否□	是□ 否□
3			时 分至 时 分		时 分至 时 分	时 分至 时 分	是□ 否□	是□ 否□
4			时 分至 时 分		时 分至 时 分	时 分至 时 分	是□ 否□	是□ 否□
5			时 分至 时 分		时 分至 时 分	时 分至 时 分	是□ 否□	是□ 否□
6			时 分至 时 分		时 分至 时 分	时 分至 时 分	是□ 否□	是□ 否□
7			时 分至 时 分		时 分至 时 分	时 分至 时 分	是□ 否□	是□ 否□

备注：

表3-17　干燥、喷挥发油记录

产品名称	还少胶囊	规格	0.42g/粒	产品批号		批量	160.0万粒
操作日期	年　月　日			班次		工艺规程号	TS-09-001

具体操作按《CT-C-IV型热风循环烘箱标准操作规程》《制粒岗位标准操作规程》执行

干燥	操作：将制好的颗粒平铺于不锈钢盘内，放入热风循环烘箱内干燥，干燥温度控制在50～60℃，加热2小时后用不锈钢铲进行翻粒，然后将干燥温度控制在90～105℃，继续加热3~5小时后，停止加热，待温度降至40℃以下。具体操作按《热风循环烘箱标准操作规程》执行	项目	参数	记录或确认
		排湿温度	80℃	是□　否□
		翻粒前加热时间	2小时	是□　否□
		翻粒前加热温度	50～60℃	是□　否□
		翻粒后干燥温度	90～105℃	是□　否□
		翻粒后加热时间	3~5小时	是□　否□

喷挥发油	操作：将干燥后的物料倒入槽型混合机混合槽内，边混合边加入配制后的挥发油液，继续混合60～90秒，出料。密闭放置不低于30分钟					
	配制挥发油乙醇液：将挥发油加入95%乙醇中，搅匀。挥发油：________ml；95%乙醇：________ml；挥发油乙醇液:________ml					
	项目	参数	记录			
			1	2	3	4
	挥发油乙醇液	ml	ml	ml	ml	ml
	混合加挥发油	3分钟	日　时　分至 时　分	日　时　分至 时　分	日　时　分至 时　分	日　时　分至 时　分
	混合	60～90秒	秒	秒	秒	秒

颗粒数量：　kg；废料总量：　kg；密闭放置不低于30分钟。密闭放置起止时间：　时　分至　时　分。

交接：交粉碎总混岗位

净重	kg	kg	kg	kg	kg	kg	kg	kg
	kg	kg	kg	kg	kg	kg	kg	kg

收率范围	计算公式	实际收率	偏差
90%～100%	实际产量/理论产量×100%		□是　□否
物料平衡率范围	计算公式	实际物料平衡率	偏差
90%～100%	（实际产量＋废料总量）/理论产量×100%		□是　□否

操作人：　　　　工序负责人：　　　　QA：

备注：

任务2 粉碎与总混

一、学习目标

1. 掌握粉碎的目的。
2. 能熟练操作万能粉碎机并按处方和工艺流程生产出合格的产品。
3. 具有药品质量观和“依法生产”意识，树立生产中安全意识。

二、任务书

根据还少胶囊剂的生产指令领取蔗糖和干颗粒等相关的原辅料，生产指令单见表3-18。

表3-18 生产指令单

品名	还少胶囊	规格	0.42g/粒	
批号		计划产量	160.0万粒	
领料日期	年 月 日			
物料名称	物料编号	批号	单位	数量
还少胶囊干燥颗粒			kg	
物料员：	工序负责人：		QA：	

三、获取资讯

粉碎是借助机械力或其他作用力将固体物料破碎成适宜粉末的过程，是固体制剂生产过程中的重要生产环节，粉碎岗位的操作对固体制剂生产的后道工序及产品质量都有一定的影响。

1. 粉碎机的选用

粉碎设备的种类很多，不同的粉碎设备其作用方式也不同，其作用力有挤压、撞击、撕裂、挫削等，各种粉碎作用力有其特殊适应性，可依药物的物理特性来选用。在该制剂的生产中我们选用WF-50B万能粉碎机。

（1）设备概述 WF-50B万能粉碎机由粉碎腔室、主电机、主机架、吸尘装置等部件组成，其与物料接触部件均采用不锈钢材料制作，具有良好的耐腐蚀性，适用范围广，实用性强，卫生条件好，易清洗，易维护。物料接触部分为全不锈钢制作，符合GMP要求；该设备目前主要用于制剂车间粉碎整粒岗位的物料粉碎。

（2）工作原理　WF-50B万能粉碎机组主轴上装有活动齿盘，活动齿盘上装有三圈活动牙齿，门上装有固定齿盘，固定齿盘上装二圈带钢齿的固定齿圈。活动齿盘上的活动牙齿与固定齿圈相互交错排列，当主轴高速运转时，活动齿盘也同时运转，物料抛进钢齿间的间隙。在物料与齿或物料彼此间的相互冲击、剪切、摩擦等综合作用下，获得粉碎。成品经筛网过筛后，由粉碎室经筛网排出进入捕集袋，粗料则继续粉碎。粉碎细度可用筛网调节。粉碎由吸尘箱经布袋过滤后回收利用。生产过程中无粉尘飞扬，能改善工作条件，提高产品的利用率。且还有结构简单、坚固耐用、产量高、运转平稳的优点。

（3）开机准备

①开机前岗位操作人员应对设备使用所需的能源进行确认，是否连接到位，是否供给正常（电源、冷却水源）。

②每班前岗位操作人员应对粉碎机粉碎腔室进行磨损检查，确保活动齿盘与固定齿圈的完整性，以免粉碎过程中物料粉碎速度缓慢，甚至容易造成物料温升过大。

③每班前岗位操作人员应对粉碎机各部件进行检查，确保各部件处于紧固状态，以免运行过程中造成意外伤害（活动齿盘的螺母每班必须紧固，有无松动都需要紧固检查）。

④每班使用前，应对上下皮带轮是否在同一平面内、皮带紧张是否适当进行检查，确保动力传送无误。

⑤每班应在开机前用手盘动主轴，观察主轴是否卡顿，阻力是否偏大，正常情况下主轴应活动自如，方可开机使用。

⑥每班开机前必须将粉碎腔室、设备工作台面上的无关物件清除，以确保运行过程中无杂物掉落粉碎腔室，进而对粉碎刀造成损坏。

⑦完成粉碎装置的检查后，岗位操作人员应按照要求对吸尘袋进行安装并紧固，确保在运行过程中积尘良好，无粉尘外泄。

⑧完成以上检查工作后，岗位操作人员应根据生产指令要求，选择适配的筛网进行安装并进行筛网目数的检查确认。

⑨完成以上检查步骤后方可开始空载试车，开机前应将粉碎腔室门紧闭。

（4）空机操作

①完成以上项目中各项检查后，可开始空载试机。

②在开启设备前应将冷却水阀门打开，同时将排水引致地漏，确保冷却系统工作正常，待冷却系统工作正常后，方可进行下一步。

③按下风机启动按钮，风机启动，岗位人员应能听见明显的转动声响，过程中无刺耳异响，设备风机排风明显。

④吸尘风机启动后（约20秒），经确认无异常后，按下主机启动按钮，主机启动后岗位操作人员应能听见明显的轰鸣声。

⑤主机启动正常运行30秒，确认无异常后，方可开始投料粉碎。

（5）生产操作

①完成（4）中空载试机后，可根据粉碎对象，开始向料斗中投入物料进行粉碎。

②粉碎过程中底部的物料收集袋应扎紧，确保粉碎过程中无粉尘外泄。

③物料收集袋满时，应将设备停止，然后转运物料。

（6）完成操作

①完成粉碎任务后，岗位操作人员应遵循先关闭主电机（应按下急停按钮，以防现场存在误操作），待主电机停止约20秒后，再关闭吸尘风机，确保粉碎腔室的物料被完全收集。

②待设备完全停止后，岗位操作人员应对吸尘袋中的细粉进行清理，同时对物料进行转移。

③完成以上物料清理工作后，应关闭设备主电源，开始清洁清场。

④清洁清场过程中冷却水源不关闭，待30分钟后方可关闭冷却水源（让设备充分冷却）。

（7）注意事项

①每班前岗位操作人员对于粉碎部件的检查是必须进行的一项工作，因高速旋转部件如出现松动极易造成危险事件的发生。

②每班岗位人员对于空载试机步骤应严格执行，这是确保人机安全的一个重要步骤。

③开始物料粉碎过程中，岗位操作人员应提前对物料粒度进行控制，不得将粒度超过粉碎要求的物料投入粉碎腔室（物料粒度一般不超过直径8mm，若超过则应选择粗碎或多次粉碎），以免造成设备负荷过大，损坏电气元件及粉碎刀组。

④岗位操作人员在进行投料粉碎过程中应均匀适当地进行物料投送，确保粉碎机在运行过程中保持稳定。

⑤岗位操作人员在粉碎过程中进行物料转移时，必须将设备停止后进行转移，不得在设备运行过程中开始粉碎后的物料转移。

⑥粉碎机在粉碎前必须对粉碎腔、粉碎机台面上的其他物件移除，确保运行过程中的安全。

（8）其他　设备在运行结束后，操作人员须按照实际运行情况填写《设备使用日志》。

四、问题引导

1. 方锥型混合机的优点有哪些？

____

____

2. 混合的目的是什么？

____

____

五、任务实施

1. 领取物料

领取上一工序的干燥颗粒，并填写表3-19。

表3-19　物料领取表

物料名称	配料量	实际量
还少胶囊干燥颗粒	160万粒实际收量	

2. 粉碎

（1）将粉碎腔体上的安全开关闭合，更换或检查粉碎60目筛网，同时对筛网进行紧固。

（2）用手拨动传动皮带，确认无阻卡或异声，检查皮带的张力，即用拇指按动三角带使其在水平线上压下15~20mm。

（3）添加物料，启动电源开关，旋开“急停按钮”。

（4）开启“引风机”按钮，进行粉尘吸出作业。

（5）开启“出料阀”（下料阀）按钮，进行物料进料。

（6）开启“主机”按钮，进行粉碎作业，操作结束停机。

（7）开启“出料阀”（下料阀）按钮，进行物料出料。

3. 混合

（1）设备按《HF-5000A方锥型混合机清洁标准规程》执行操作。

（2）盖好2000型方锥型混合机机盖，关闭底部出料阀门。

（3）连接机盖上颗粒进料管道和方锥型混合机与真空上料机的真空连接管道。

（4）启动真空上料机电源开关，将方锥型混合机抽成真空。

（5）开启上料阀门，用颗粒上料管从周转桶内按批量将药粉吸入方锥型混合机中。

（6）取下颗粒进料管道和真空连接管道。

（7）设定方锥型混合机的8转/分钟转速和混合时间10分钟，开启方锥型混合机电源开关。

（8）混合结束后出料。

（9）药粉用洁净的塑料袋包装，计量，张贴“物料签”，立即转运至中间站（编码4-1-117），抽检应符合《还少胶囊（0.42g）总混药粉质量标准》规定。

4. 设备操作

（1）颗粒分别计量，一人称量，一人复核。并填写生产记录。

（2）生产性废弃物收集储存在塑料桶内，并标识“废弃物”。

（3）粉碎尾料等盛装于容器内，盖封，标识“废弃物”，待与本班次的其他废弃物混合，送至垃圾场。

5. 班后清场

经过QA现场认定，并发放清场合格证。

6. 操作环境条件及主要生产设备

表3-20 操作环境条件及主要生产设备

操作间名称	房间编号	设备名称	设备编号
粉碎间	4-1-091	WF-50B型粉碎机组	GT-088
总混间	4-1-092	HF-2000A型方锥型混合机	GT-015
室温18~26℃、相对湿度45%~65%；走廊对总混间的压差应≥5Pa			

7. 整粒、总混工艺参数

表3-21 整粒、总混工艺参数

项 目	参 数
整粒粉碎筛目	60目
搅拌混合时间	10分钟
混合机转速	8r/min

（1）中间控制要求 总混后的药粉送检，检测浸出物、水分、微生物等应符合《还少胶囊（0.42g/粒）总混药粉质量标准》TS-10-652的规定，

（2）贮存要求 颗粒盛装于物料桶（内包装为PE袋捆扎），密封，存放在中间站，存放时间不超过30天。

8. 收率、物料平衡

（1）各工序物料收率计算

表3-22 工序收率

工序	收率（%）	计算公式	计算结果
粉碎收率	95%~100%	粉碎后药粉数量/粉碎前药粉数量×100%	
总混收率	95% ~100%	总混后药粉数量/总混前药粉数量×100%	

（2）各工序物料平衡计算

表3-23 物料平衡

工序	平衡率（%）	计算公式	计算结果
粉碎物料平衡	95% ~100%	（废料量+粉碎后）/粉碎前×100%	
总混物料平衡	98% ~100%	（废料量+总混后）/总混前×100%	

9. 生产结束后清场

（1）清场顺序 按照“先移物料、再清场清洁、最后检查确认”的步骤，优化清场与清洁程序，确保清场与清洁效果。

（2）清场内容　具体操作内容见表3-24，并填写清场记录表以及清场合格证。

表3-24　清场内容

清场内容	操作要点	合格标准
已粉碎药粉清理	清洁盛装已粉碎物料的洁净物料桶外壁； 粉碎药粉做好物料标识后转至中间站	标识明显，外部清洁； 转运符合程序，粉碎室、粉碎设备内不得遗留已粉碎物料
粉碎机清洁	1.打开除尘柜，取出吸尘袋，拆下粉碎机出料捕集袋及粉碎机筛网，送工器具清洗室清洗，用饮用水清洗干净，至无可见残留物和污物，再用纯化水冲洗一遍，清洗完成后，筛网用洁净A类抹布蘸75%乙醇擦拭消毒，捕集袋、吸尘袋用75%乙醇浸渍消毒。 2.用洁净A类抹布去除料斗和粉碎室活动齿盘、固定齿盘上的物料粉末，在出料门下面放置不锈钢桶，用饮用水冲洗料斗和粉碎室，清洗水收集在不锈钢桶中，反复冲洗直至清洗液澄清，设备表面无可见异物和污物，再用纯化水清洗一遍，最后用75%乙醇擦拭消毒。 3.用洁净A类抹布蘸75%乙醇擦拭粉碎机内表面、加料漏斗、粉碎室活动齿盘、固定齿盘。 4.用洁净B类抹布擦拭粉碎设备外表面直至无可见污物，再用75%乙醇擦拭消毒	采用肉眼检查设备主体和捕集袋、吸尘袋、筛网上无可见残留物和污物，最终清洗水澄清无杂质； 用白色洁净抹布擦拭设备主体，应无油污、灰尘
方锥型混合机清洁	详见前述章节	

（3）清场间隔时限　每批次粉碎结束进行下一批次粉碎前及时清场；每一品种粉碎结束进行下一品种粉碎前及时清场。

（4）清场效果检查

①针对班中清场内容，操作人员进行自查，自查合格申请工序负责人检查。

②工序负责人检查合格后，申请QA对清场内容进行复查，并对清场效果进行评价。

③QA确认清场合格后，允许粉碎下一批次物料或下一品种。

（5）状态变更

①生产结束时，撤销操作间、设备等“正在生产”“运行中”状态。

②设置“待清洁”“待清场”状态。

六、评价反馈

1.指导老师评价

表3-25　指导老师评价

评价内容	技能要求		分值	得分
生产前准备	生产工具	1.检查核实清场情况，检查清场合格证。 2.对设备状况进行检查，确保设备处于合格状态。 3.对计量容器、衡器进行检查核准。 4.对生产用的工具的清洁状态进行检查	20	
	物料准备	1.按生产指令领取生产原辅料。 2.按生产工艺规程制定标准核实所用原辅料（检验报告单、规格、批号）。 3.准确称取物料		
粉碎与总混操作	1.按操作规程使用槽式混合机进行制软材操作； 2.能按照操作规程用摇摆式制粒机制备湿颗粒； 3.操作完毕能按正确步骤关闭机器		40	
记录	生产记录填写准确完整		10	
清场	1.生产场地清洁。 2.工具和容器清洁。 3.生产设备的清洁。 4.清场记录填写准确完整		20	
其他	正确回答带教老师提出的问题		10	

2.学生自我评价

表3-26　学生自我评价

学生姓名：	
你是否参与了本次生产实训活动？	
你都参与了哪些具体任务？	
除了完成任务，你还主动做了哪些工作？	
你认为本次生产实训还有哪些需要改进的地方？	
本次实践你有什么收获？你都学到了哪些内容？	

七、粉碎与总混生产记录表格

表3-27　粉碎、总混记录

产品名称	还少胶囊	规格	0.42g/粒	产品批号		批量	160.0万粒
操作日期	年　月　日			班次		工艺规程编号	TS-09-001

生产前检查与准备	检查项目	确认结果
	确认粉碎总混岗位有清场合格证并在有效期内，并将该清场合格证贴在批记录背后；确认现场和设备处于清洁状态	□已确认
	确认岗位相应文件和记录齐全	□已确认
	确认已更换生产状态牌、设备状态牌	□已确认
	备注：已确认请确认人在确认结果项的方框里打"√"；	确认人：　　复核人：

操作：将加挥发油后的颗粒用粉碎机粉碎成规定细度的药粉（开机前后检查粉碎筛网是否完好）；用总混机混合10分钟，用洁净的塑料袋密封，装入洁净物料桶中。设备操作按《粉碎岗位标准操作规程》《总混岗位标准操作规程》执行

设备名称	设备型号	设备编码	房间名称	编号	温度℃	湿度%	前室对本房间压差
粉碎机			粉碎室				
方锥型混合机			总混室1				
确认房间温度18~26℃、湿度45%~65%、前室对本房间压差≥5Pa					确认人：		

粉碎	项目	参数或标准	记录	混合	项目	参数	记录
	粉碎时间	—	时　分~　时　分		混合时间	10分钟	时　分~　时　分
	筛目	60	是□　否□				
	筛网	完整	是□　否□		转速	8转/分	转/分

工序	物料名称	物料批号	粉碎前a (kg)	粉碎后b (kg)	废料量c(kg)	收率范围	收率(b/a)×100%	物料平衡率范围	物料平衡率[(b+c)/a]×100%	偏差
粉碎	还少胶囊药粉					95%~100%		95% ~ 100%		正常□ 异常□

粉碎后重量________kg；　交中间站总混：________　单位：kg

净重										
	1：	2：	3：	4：	5：	6：	7：	8：	9：	10：
	11：	12：	13：	14：	15：	16：	17：	18：	19：	20：

工序	物料名称	物料批号	总混前a(kg)	总混后b (kg)	废料量c(kg)	收率范围	收率(b/a)×100%	物料平衡率范围	物料平衡率[(b+c)/a]×100%	偏差
总混	还少胶囊药粉					95% ~ 100%	%	98% ~ 100%		正常□ 异常□

混合后药粉重量________kg；交中间站待验，取样量：________kg　单位：kg

净重										
	1：	2：	3：	4：	5：	6：	7：	8：	9：	10：
	11：	12：	13：	14：	15：	16：	17：	18：	19：	20：

操作人：　　　工序负责人：　　　QA：

备注：

任务3 胶囊充填

一、学习目标

1. 掌握硬胶囊填充机的操作规程。
2. 能熟练操作硬胶囊填充机，能按处方和工艺流程进行操作并生产出合格的硬胶囊。
3. 具有安全生产和质量至上的生产意识。

二、任务书

根据还少胶囊的生产指令领取混合后的干颗粒以及空心胶囊等相关的原辅料，见表3-28。

表3-28 生产领料单

品　名	还少胶囊	规　格	0.42g/粒	
批　号		计划产量	160.0万粒	
领料日期	年　月　日			
物料名称	物料编号	单位	领料量	备注
还少胶囊干燥颗粒		kg		
明胶空心胶囊		万粒		
物料员：		工序负责人：		QA：

三、获取资讯

1. NJP-3500B全自动硬胶囊充填机的标准操作程序

（1）工作原理　NJP-3500B全自动硬胶囊充填机的主要功能是向硬胶囊内自动充填药粉，配备不同型号的模具，可以充填00~04号胶囊（本机配备01号、02号模具），生产速度可以根据需求进行调节。设备采用间歇运动和多工位孔塞计量方式，可以自动完成硬胶囊的掉头、分囊、充填、剔废、合囊（锁囊）、成品推出等胶囊充填过程。

（2）主要参数

表3-29 主要参数

序号	项目	单位	具体参数	备注/说明
1	设备型号	—	NJP-3500B	3500型
2	模具组数	组	12	上下模块

续表

序号	项目	单位	具体参数	备注/说明
3	模孔数量	孔	24	双排24孔
4	适用胶囊	—	00～04#	—
5	单位产能	粒/小时	0～180000	3000PCS/min
6	分囊方式	MPa	真空分囊，真空度-0.04～-0.06	—
7	剔废方式	—	机械剔废，24孔	吸尘器吸走
8	除尘方式	—	吸尘器除尘，排气量280m^3/h	气压-0.02MPa
9	总装功率	kW	7.5	380V/50Hz

（3）开机准备

①每班前岗位操作人员，在启动设备前，应对水源进行检查，确保真空泵水源供给正常；饮用水水压不低于0.3MPa。

②每班前岗位操作人员，在启动设备前，应对压缩空气进行检查，确保吹扫气源正常；压缩空气气压不低于0.3MPa。

③每班前岗位操作人员应将模具仔细认真地安装且紧固到位，同时将吸尘等管路安装到位。

④完成以上能源检查、模具安装、附属配套设施安装后，应进行手动盘车测试，将设备制动打开，用手盘动电机盘，一人盘车，一人观察设备声响是否正常，模具是否存在擦碰等现象，确认无误后方可开机操作。

（4）空机操作

①完成以上各项检查操作后，为确保设备运转正常，每班必须进行空转测试；测试速度由低至高。

②首先将各观察门完全关闭，手动打开吸尘器、真空泵观察运行是否正常。

③确认无误后，将生产速度设定为1000粒/分，按下点动选项，观察设备运行是否正常，直至生产速度升至1000粒/分，过程中如有异常，应立即松开点动，并查看故障原因。

④点动无误后，可将生产速度设定为正常需求速度（一般设定在2500～2800粒/分之间），按下点动，生产速度升至设定速度后持续稳定运行，持续运行30秒后，松开点动，设备可进行带料操作。

⑤完成运转后，应进行下料电机测试，选择手动加料，观测加料电机是否转动，转动则正常，不转动则错误；应对故障进行排除后方可正式生产。

（5）生产操作

①将胶囊料斗和料粉料斗加入足够的空胶囊和待生产物料。

②将加料模式有手动加料选择为自动加料，同时按下吸尘器。

③点击运行，充填机自行启动，逐步加速至设定速度。

④开始充填后，岗位操作人员应取样进行装量检测以及胶囊锁合、外观等情况检测；确认无误后，可开始持续运行。

⑤运行过程中可以进行加减速，一般情况下不建议在设备运转过程中进行加减速，如需调整生产速度，可将设备停止后进行生产速度设定。

⑥完成操作后，按下停止，设定延时1秒停止。

⑦关闭吸尘器等相关附件，可进入清洁清场工序，过程中可以使用点动进行模具清扫，但运行速度不得高于1000粒/分。

（6）注意事项

①模具校准、装量调节等初次调节时应参照设备使用说明书进行逐一调节，熟悉后可根据生产经验自行调节。

②若生产过程中需要调整充填杆及刮粉器，应停机操作。

③设备长时间不使用或者更换品种时，都应将与药粉直接接触的零部件拆下清洗，并干燥保存。

④当改变胶囊规格时，必须更换计量盘、上下模块、顺序叉、拨叉、导槽、充填杆，并对设备进行调整。

⑤在进行铜盘安装时，岗位操作人员应使用塞尺进行铜盘与计量盘之间的间隙检查，一般间隙保持在0.05～0.10mm之间，间隙过大会造成料粉外漏，过小则会增加设备负荷。

（7）其他　设备在运行结束后，操作人员须按照实际运行情况填写《设备使用日志》。

2. 胶囊填充岗位标准操作规程

（1）生产前检查

①检查操作间有“清场合格证”，并再次确认现场清场已合格。

②操作间标示牌上填写设备“完好”“已清洁”状态标志，并在有效期内。仪器仪表有合格证并在有效期内。

③检查操作文本齐全。

④电子天平有“校验合格证”，并在有效期内。校正好电子天平，其精确度为0.01g。

⑤按批生产指令单领取胶囊充填的药粉、空心胶囊、模具，并核对其品名、规格、数量，放置整齐，做好记录。

⑥领取洁净容器具，如周转桶、不锈钢瓢等。

⑦在操作间的生产状态标志牌上注明：产品名称、批号等内容。

⑧经QA人员检查合格后，允许生产。

⑨操作间状态标志牌上有“完好”“已清洁”“运行”状态标志。

（2）操作

①安装、调试：安装模具，将相应的生产模具安装好后，先用手转动主电机手轮，使机器运转3～5个循环，没有异常后，点击触摸屏进入主菜单，分别显示“生产状态”“检测状态”“调整状态”及“返回”。首先进入“检测状态”检查各部是否异常显示。

②调试正常后将空心胶囊倒入空心胶囊料斗中。

③用不锈钢瓢将药粉倒入料斗内。

④将洁净周转桶置于出料口。

⑤按《NJP-3500B型全自动硬胶囊充填机标准操作规程》《NJP-2000型全自动硬胶囊充填机标准操作规程》进行操作。

⑥填充胶囊称量，装量差异限度符合工艺要求。

⑦装量不稳时，调整充填杆的高度、料斗内的药粉量，直至装量稳定后，正式填充。

⑧填充时，操作人员应每30分钟记录一次装量抽检的数据(装量检测方法：每次随机取样10粒，用千分之一电子天平分别称重，记录每粒装量，装量差异应控制在±8%内)。

⑨填充结束，称量后，写上状态标志，注明：品名、规格、批号、数量等，做好记录，流入下道工序或转运至中间站。

⑩生产结束，关闭真空。

⑪及时填写相关产品胶囊填充岗位批生产记录。

(3)清场　按《清场管理规程》执行，并擦去状态标志牌上之前填写的内容。

①操作间按《洁净厂房清洁消毒标准操作规程》执行。

②设备按《NJP-3500B型全自动硬胶囊充填机清洁规程》《NJP-2000型全自动硬胶囊充填机标准操作规程》执行。

③容器具按《工用容器具管理规程》进行清洁。

④经QA人员检查合格后，发放"清场合格证"，房间状态标志牌写上"清洁合格"并做好记录。

(4)异常情况处理

①出现故障自动停机后，请设备维修人员进行修理。

②出现异常情况按《生产过程偏差处理管理规程》执行，并作好《生产偏差处理记录》。

3. 胶囊填充机清场

执行《NJP-3500胶囊填充机清洁管理规程》。

四、问题引导

1. 生产之前的检查有哪些内容？

____

____

2. 胶囊壳的主要原料是什么？在储存中应该注意哪些问题？

____

____

五、任务实施

1. 生产前准备

操作人员按照企业人员进入D级洁净区净化流程着装进入操作间，做好操作前的一切准备工作。

（1）生产环境检查　填充操作前，操作人员应对操作间的生产环境进行相应的检查，以避免产生污染或交叉污染。

①温湿度、静压差的检查　应当根据所生产药品的特性及原辅料的特性设定相应的控制范围，确认操作间符合工艺要求。

②生产环境卫生检查　操作室地面、工具是否干净、齐全，确保生产区域没有上批遗留的产品、文件或与本批产品生产无关的物料。

③容器状态检查　容器等应处于“已清洁”“消毒”状态，且在清洁、消毒有效期限内，否则应按容器清洁消毒标准程序进行清洁消毒，经检查合格后方可进行下一步操作。

（2）设备状态检查

①检查设备所处状态，设备应处于“设备完好”“已清洁”状态，重点检查胶囊填充机下列部件：旋转台和罩内部、下料管、水平叉、导引块、上下模块、空胶囊加料器、颗粒料斗、给料装置、废胶囊剔除盒、吸尘器桶等，设备在经确认正常后方可使用。

②检查设备各部件、配件及模具是否齐全，紧固件有无松动。

③检查设备润滑情况是否良好。

④检查真空系统是否良好。

2. 充填、灯检、抛光

（1）充填

①取20粒空心胶囊称重，求平均重量，记录。

②往胶囊充填机药粉料斗添加还少胶囊药粉，往胶囊充填机空心胶囊料斗添加1号还少胶囊专用明胶空心胶囊。

③调节压力，手动点机试充填少量胶囊，检查外观、调整装量，内容物控制在0.39～0.45g/粒之间。

④开机充填，充填过程中每30分钟记录一次装量抽检的数据，应在装重范围内。

⑤生产过程中随时检查空胶囊的下囊、加料、装量差异等情况。

⑥每30分钟记录一次装量抽检的数据(装量检测方法：每次随机取样10粒，用千分之一电子天平分别称重，记录每粒装量，装量差异应控制在±8%内)。

⑦设备操作按《全自动胶囊填充机标准操作规程》执行。

⑧充填后的胶囊按顺序分别计量，一人称量，一人复核。

⑨生产性废弃物（空心胶囊及胶囊碎片等）收集储存在塑料桶内，盖封，标识“废弃物”，待与本班次的其他废弃物混合后，送至垃圾场。

⑩班后清场，经过QA现场认定，并发放清场合格证。

（2）抛光、灯检

①开启抛光机，将填充好的胶囊置入抛光机进料口进行抛光，胶囊表面应光洁无药粉。

②抛光后的胶囊置于胶囊灯检台上，选出异形胶囊、空心胶囊及胶囊碎片。

③将合格胶囊交内包岗位或是中间站。

④胶囊分别计量，一人称量，一人复核。

⑤设备操作按《胶囊抛光机标准操作规程》执行。

⑥生产性废弃物（灯检异形胶囊、空心胶囊及胶囊碎片）等盛装于容器内，盖封，标识“废弃物”，待与本班次的其他废弃物混合后，送至垃圾场。

⑦班后清场，经过QA现场认定，并发放清场合格证。

3. 贮存及交接要求

抛光、灯检的胶囊盛装于物料桶（内包装为PE袋捆扎），密封，交分装岗位或存放在中间站，存放时间不超过10天。

（1）操作环境条件及主要生产设备

表3-30　工艺参数

生产区域：D级洁净区环境：室温18~26℃、相对湿度45%~65%			
操作间名称	房间编号	设备名称	设备编号
充填间	4-1-106	全自动胶囊充填机	GT-076
抛光灯检		抛光机	GT-077

表3-31　主要生产设备

工　序	项　目	参　数
充填	全自动胶囊充填机	≤3500粒/分
	装　量	0.42g/粒 ± 8%
抛光灯检	抛光机转速	≤3000粒/分

（2）各工序物料收率计算

表3-32　工序收率

工序	收率（%）	计算公式	计算结果
充填收率	95% ~100%	充填后胶囊重量/（充填前药粉重量+使用胶囊重量）× 100%	

（3）各工序物料平衡计算

表3-33　物料平衡

工序	平衡率（%）	计算公式	计算结果
充填物料平衡	98% ~100%	（充填后胶囊重量+尾料重量+废料重量）/（充填前药粉重量+使用胶囊重量）× 100%	

4. 操作记录

上述各工序完成规定操作后，按照《原始记录填写管理规程》要求，及时、准确、真实、清晰、完整地填写原始记录表3-36。

5. 清场、清洁

（1）上述各工序完成规定任务后，按照厂房及设施、设备、容器具清洁、消毒操作规程进行清洁、消毒，通过自查、复查、质监员检查合格后悬挂“已清洁”或“已消毒”状态标志，并记录。

（2）清洁完成后及时进行清场，依据《清场管理规程》（SMP-09-018）执行。通过自查、复查、质监员检查合格后悬挂“已清场”状态标志及清场合格证，并记录。

（3）班中的清场，授权现场QA予以现场评价，合格时准许进入其他品种或下批生产，并在清场记录中签字确认。

六、评价反馈

1. 指导老师评价

表3-34　指导老师评价

<table>
<tr><th>评价内容</th><th colspan="2">技能要求</th><th>分值</th><th>得分</th></tr>
<tr><td rowspan="2">生产前准备</td><td>生产工具</td><td>1.检查核实清场情况，检查清场合格证。
2.对设备状况进行检查，确保设备处于合格状态。
3.对计量容器、衡器进行检查核准。
4.对生产用的工具的清洁状态进行检查</td><td rowspan="2">20</td><td rowspan="2"></td></tr>
<tr><td>物料准备</td><td>1.按生产指令领取生产原辅料。
2.按生产工艺规程制定标准核实所用原辅料（检验报告单、规格、批号）。
3.准确称取物料</td></tr>
<tr><td>胶囊分装与抛光</td><td colspan="2">1. 按操作规程使用硬胶囊分装机，对胶囊进行铝塑包装或者瓶装。
2. 能按照操作规程用抛光机对胶囊进行抛光。
3. 操作完毕能按正确步骤关闭机器</td><td>40</td><td></td></tr>
<tr><td>记录</td><td colspan="2">生产记录填写准确、完整</td><td>10</td><td></td></tr>
<tr><td>清场</td><td colspan="2">1.生产场地清洁。
2.工具和容器清洁。
3.生产设备的清洁。
4.清场记录填写准确完整</td><td>20</td><td></td></tr>
<tr><td>其他</td><td colspan="2">正确回答带教老师提出的问题</td><td>10</td><td></td></tr>
</table>

2. 学生自我评价

表3-35　学生自我评价

<table>
<tr><td colspan="2">学生姓名：</td></tr>
<tr><td>你是否参与了本次生产实训活动？</td><td></td></tr>
<tr><td>你都参与了哪些具体任务？</td><td></td></tr>
<tr><td>除了完成任务，你还主动做了哪些工作？</td><td></td></tr>
<tr><td>你认为本次生产实训还有哪些需要改进的地方？</td><td></td></tr>
<tr><td>本次实践你有什么收获？你都学到了哪些内容？</td><td></td></tr>
</table>

七、胶囊充填生产记录表格

表3-36 胶囊充填、抛光灯检记录

产品名称	还少胶囊	规格	0.42g/粒	产品批号		批量	160.0万粒
操作日期	年 月 日至 年 月 日				工艺规程编号	TS-09-001	

	检查项目	确认结果
生产前检查与准备	确认充填、抛光灯检岗位有清场合格证并在有效期内，并将该清场合格证贴在批记录背后；确认现场和设备处于清洁状态	□已确认
	确认岗位相应文件和记录齐全	□已确认
	确认已更换生产状态牌、设备状态牌	□已确认
	确认胶囊机的冲模、计量盘厚度，模具为1号且正确安装	□已确认
	备注：已确认请确认人在确认结果项的方框里打“√”	确认人： 复核人：

操作：取20粒空心胶囊称重，求平均重量，记录；然后按《胶囊充填机岗位操作规程》调节压力，手动点机试充填少量胶囊。检查外观、调整装量，内容物控制在0.39～0.45g/粒之间，装量合格后开机充填，充填过程中每30分钟记录一次装量抽检的数据，应在装重范围内

设备名称	设备型号	设备编码	房间名称	编号	温度℃	湿度%	压差
胶囊充填机			充填间				
抛光机							
确认房间温度18~26℃、湿度45%~65%、前室对本房间压差≥5Pa					确认人：		

物料复核	上批次产品（批号： ）生产后明胶1号空心胶囊剩余量 万粒；进厂编号： ；本批次领用明胶1号空心胶囊量 万粒；进厂编号：	复核人	
	还少胶囊（0.42 g/粒）总混药粉： kg，批号：		

	项目	参数或标准	是否符合		
充填	项目	参数或标准	是否符合	调机时间	日 时 分至 时 分
	速度	≤ 粒/分	□是 □否		日 时 分至 时 分
	充填后称重	g/粒	□是 □否	运行时间	日 时 分至 时 分
	外观		□是 □否		日 时 分至 时 分

抛光灯检	操作：填充好的胶囊置入胶囊抛光机进料口，胶囊用抛光机进行抛光；胶囊表面光洁无药粉。抛光后的胶囊置于胶囊灯检台上，选出异型胶囊、空心胶囊及胶囊碎片后，用洁净的PE袋密封，装入洁净物料桶中	运行时间	日 时 分至 时 分	
			日 时 分至 时 分	
		选出异型胶囊、空心胶囊及胶囊碎片		□是 □否
		速度（≤ 粒/分）	□是 □否	确认人：

称量交接	按顺序做好标识；共____桶（净重：____kg：折算____万粒），铝塑包装岗位或中间站	1：	2：	3：	4：	5：	6：	7：	8：
		9：	10：	11：	12：	13：	14：	15：	16：
		17：	18：	19：	20：	21：	22：	23：	24：

收率计算：药粉领料量（ kg），空心胶囊领料总量（ kg，折算 万粒）；合格中间产品总量（ kg，折算 万粒）；剩余空心胶囊总量（ kg，折算 万粒）；废料总量（ kg）

项目	参数	实际 %	偏差	计算公式
收率	95%～100%		正常□ 异常□	充填后胶囊重量/（充填前药粉重量+使用胶囊重量）×100%
物料平衡率	98%～100%		正常□ 异常□	（充填后胶囊重量+废料重量）/（充填前药粉重量+使用胶囊重量）×100%
操作人：		工序负责人：		QA：
备注：				

任务4　内包装

一、学习目标

1. 掌握中药包装的含义和作用，能区分内包装和外包装。
2. 能根据不同中药制剂合理选用包装材料。
3. 会严格执行GMP要求正确操作铝塑泡罩包装机。

二、任务书

根据还少胶囊的批包装指令领取待分装胶囊等相关的原辅料，见表3-37。

表3-37　批包装指令单

产品名称	还少胶囊	规 格	0.42g/粒	产品批号	
包装规格	0.42g/粒 × 50粒/瓶 × 210瓶/件				
执行依据	《还少胶囊 工艺规程》			工艺规程编号	TS-09-001
批　　量	160.0万粒				

生产日期：
产品批号：
有效期至：　　　　年　　月

外包材名称	物料代码	单 位	领料量	备 注
待分装胶囊				
铝箔				
药用聚氯乙烯（PVC）				
瓶				
瓶盖				

制表人：	制表日期：　　年　　月　　日
车间主管：	签发日期：　　年　　月　　日
质量管理部QA主管：	审核日期：　　年　　月　　日

三、获取资讯

药品是一种特殊的商品，在流通过程中由于受到光照、潮湿、微生物污染等周围环境的影响很容易分解变质，在药品加工成型以后，必须选用合适的包装才能保持药品的效能、提高药品的稳定性、延缓药品变质、保障人民的用药安全。

（一）常用的包装技术

1. 泡罩包装技术　药品的泡罩包装是通过真空吸泡(吹泡)或模压成型的泡罩内填充药物后，使用铝箔等覆盖材料，并通过压力，在一定温度和时间条件下，与成泡基材热合密封，这种包装形式就是泡罩包装。药品的泡罩包装又称水眼泡，简称为PTP，是药品包装的主要形式之一，适用于片剂、胶囊、栓剂、丸剂等固体制剂药品的机械化包装。药品泡罩包装的优点：内装物清晰可见，铝箔印刷设计新颖独特，容易辨认的图案，商标、说明文字，阻隔性好，质量轻。

2. 防潮包装技术　防潮(湿) 包装技术就是通过采用具有一定隔绝水蒸气(水)能力的包装材料，隔绝物品与外界的联系，并施加相应的其他技术措施，稳定物品中含水量，防止因潮气或水侵入包装件内或包装件内水分逸出包装外而影响药品质量所采用的包装技术。

防潮包装中通常采用的湿度控制的方法主要有两种：一种是密封包装技术，采用不透气的刚性材料（玻璃、金属、复合材料）制成容器。特别是含铝箔的复合材料、涂蜡纸、塑料薄膜（如HDPE、PP、PVDC等）是较好的隔潮性包装材料。或者是放入干燥剂进行吸湿，硅胶是常用干燥剂，其质粒硬、吸水强、无毒无味，可以反复使用。除硅胶外，还有$CaCl_2$、活性氧化铝、分子筛等干燥剂。干燥剂在使用前应充分干燥，且必须置于隔潮材料、密封容器中。另一种是真空与充气包装技术，真空包装是指在真空包装中抽去容器中的空气，避免了原来残留潮气对产品的影响；充气包装是将包装内的空气和潮气一同抽出，再适量充入其他干燥气体或惰性气体，以减少了潮气对产品的侵蚀。

（二）几种常用机器的标准操作规程

1. DPH-190泡罩包装机的标准操作规程

（1）开机前准备工作

①更换设备状态标识。

②检查机器各部件是否完好、齐全，是否有松动或错位现象，进行校正并加以紧固。检查模具是否正确。

③按《DPH-190泡罩包装机维护保养标准操作规程》进行润滑保养。

④开启空气阀，气压在0.4～0.6MPa；开启冷却水阀，水压≥0.1MPa，检查有无渗漏现象。

⑤领取上工序合格的药物和相应的内包材聚氯乙烯PVC硬片和铝箔，检查生产计划与生产指令相符，再把批号打印器的字钉更换为本批药物批号。

⑥将聚氯乙烯PVC硬片和相应的铝箔（PTP）包材分别安装在各自支承轴上。

⑦合上压缩空气、冷却水开关，旋动操作箱左侧的总电源开关，接通总电源。检查变频器应在设定频率。

（2）开机运行

①按动操作面板上的“总起”按钮，此时电源指示灯（红色）亮。

②进入主机界面主工作画面：按下上、下加热板和热封加热及压印加热触摸键【加

热】，预设“上板温度”“下板温度”“热封温度”（参数值：上板温度165~185℃，下板温度160~180℃，热封温度220~240℃，压印温度80~100℃）（不同包装材料设置温度不同）。

③待温度到位后，进入人机界面主工作画面，分别触摸夹持Ⅰ位控制键和夹持Ⅱ位控制键，把聚氯乙烯PVC硬片对正并夹好PVC膜片，触摸工作画面中的上、下加热控制键“上板离合”，然后按下绿色启动按钮S1，蜂鸣器响过以后，机器运行，对成型的PVC片进行引导，并检查泡罩成型情况。当泡型良好，成型膜片的长度满足后序要求时，按下准停按钮S3停机。按照本机工作流程图把成型后PVC片穿好并绕紧在收废料卷筒上。

④按下启动按钮S1，主机运转，行走正常后，铺好铝箔，触摸主工作画面中的“热封离合”键，开上料机、除尘器，设备正常运行。

⑤试压空板，检查其泡罩成型和网纹是否达质量标准。

⑥调整压印、步进辊与冲裁导向板，步进为整数板，板块两边与泡状距离间隔均匀。

⑦开启下料机，调整振荡频率。成品板块必须符合工艺及质量要求，泡形完整、无沙眼、无缺粒、无漏粉、热合密封性好、批号清晰无误、无穿透。

（3）操作结束停机　包装完毕，逆向操作关闭各分开关，最后关闭总电源开关，切断电源，待各加热部分冷却后，关闭冷却水阀及压缩空气阀。

（4）设备清洁　执行《DPH-190泡罩包装清洁管理规程》。

2. BSP-120型摆动式数片机的标准操作规程

（1）开机前准备工作

①更换设备状态标识，将“正常”更换为“运行”标识。

②每班运行前，检查内部齿轮润滑是否到位，有无干涩现象。

③每班运行前，用手搬动计数盘紧固螺帽是否安装紧固，有无松动现象。

④每班运行前，接通电源，观察操作面板上各显示灯是否正常。

⑤检查数片板上计数孔、产品的灌装料斗是否与生产的产品、容器的规格相符。

⑥将所生产的产品倒入数片板上方的盛料筒内。

（2）开机运行

①打开电气开关，调节气源压力阀至机器的工作压力（0.3MPa）。

②打开吸尘器开关，使吸尘器处于工作状态。

③接通电源，合上电源开关，此时操作面板上的电源指示灯亮，控制回路接通，生产速度显示表P显示“00.×”。

④按下输送启动按钮。

⑤打开料筒闸门，将盛料筒内产品放入数片盘中。

⑥将瓶子排入输送带。

⑦按下主机启动按钮。

⑧根据产品的类型按下摆动调节按钮或旋转调节旋钮，使产品全部进入计数孔内。

⑨根据所需的生产能力按下输送调节按钮或旋转调节旋钮，调节输送速度；按下生产调节按钮或旋转调节旋钮，调节生产速度。

（3）操作结束停机

①当紧急停止按钮按下时，整机停止工作，机上各部分工作指示灯都熄灭。

②按下输送停止按钮，整机停止工作，机上各部分工作指示灯都熄灭。

③按下主机停止按钮，主机停止工作，主机工作指示灯熄灭。

④按下摆动停止按钮，摆动电机停止工作，数片板停止摆动。

（4）注意事项

①操作人员在进行数粒操作时不得将规定物料以外的任何物品投放到料盘内。

②料盘在转动过程中不得用手硬性使料盘转动停止。

③若梳粒刷不能满足梳粒高度时应及时停车调整梳粒刷高度。

（5）设备清洁　执行《BSP-120型摆动式数片（粒）机清洁管理规程》。

3. BPL-120高速自动理瓶机的标准操作规程

（1）开机前准备工作

①更换设备状态标识，将“正常”更换为“运行”标识。

②选取与生产用塑料瓶相对应的理瓶转盘。

③用75%乙醇对高速自动理瓶机的料筒、理瓶转盘及出瓶口进行清洁消毒。

④检查光电开关是否失灵及光电头积尘，如有积尘应及时用75%乙醇浸润毛巾后进行擦拭。

⑤检查压缩空气接头是否牢固，气压是否达到运行所需压力值。

⑥检查理瓶转盘是否转动正常，无异常响声。

⑦检查理瓶电机是否转动正常，扇叶是否能正常够到塑料瓶。

（2）开机运行

①接通电源，空机运转，检查高速自动理瓶机各部件运转情况，有无异常响声震动等，并在各润滑部位加润滑油，进行润滑。

②在空机试运转的同时，检查气源供给量，调节气压，达到需求值。

③根据所需的生产能力调节理瓶转盘，储瓶提升，拨瓶装置的转速到规定范围内。

④启动触摸屏上的开始按钮，进行理瓶工序。

（3）操作结束停机　理瓶结束，关闭电源按钮，关闭压缩空气阀门。

（4）注意事项

①理瓶过程中操作人员不得以抹布擦拭理瓶转盘，以防止安全事故的发生。

②理瓶过程中如有卡瓶、倒瓶等现象要及时关闭理瓶机，进行调整。

③在操作过程中如有异常情况，应及时停机检查，并及时上报。

（5）设备清洁　执行《BPL-120高速自动理瓶机清洁管理规程》。

4. BFT-120型铝箔封口机的标准操作规程

（1）开机前准备工作

①更换设备状态标识，将“正常”更换为“运行”状态标识。

②检查并确认电器箱内冷却水水质是否符合生产要求（需时常检查冷却水的水量及水质）。

③检查并确认卷筒的标带纸规格是否与所生产的瓶子相符。

④根据产品的规格，调整左右栏杆的间距。

⑤调节容器盖与感应板之间距离为0.5~1mm，容器盖与铝箔检测开关之间距离为1~1.5mm。

⑥检查并确认打码机的各运动部件工作正常。

⑦向里微推活字装卸手把，同时转动90~180°，脱开钩头，拉出印字头模块，旋松印字头模块上的活字固定螺钉，更换印字头（印字头安装应高低一致，不得歪斜）。

⑧将卷动纸盘上的有机玻璃盘取下，安装好卷筒纸及有机玻璃盘并用螺钉固定。检查并确认卷筒纸盘的转动是否灵活。

⑨检查标带纸所要经过的所有滚筒是否转动灵活，按规定之绕带路线将标带纸绕好并固定于收纸筒上。

（2）开机运行

①按先通水、再通气的原则，打开电源开关。

②按下打印启动按钮。

③调节感应量电流，将生产的产品送入输送带，经感应板加热封口后，通过观察铝箔复合材料与容器口的熔合、封口情况，确定感应量电流与输送带速度匹配是否恰当。如不恰当，则可通过按下封口电流按钮或输送速度按钮，使之匹配恰当。

④当输送速度确定后，若有铝箔的容器通过时，电磁铁也无动作，则需把红外光纤头适当往容器中心移一点。

⑤检查并确认打码机打印到标签纸上的内容清晰可见。如达不到要求，可对打码机的各传动机构作适当调整或调节打印温度即可。

（3）操作结束停机　待封口结束，先关闭循环冷却水，后关闭封口机电源开关。

（4）注意事项

①操作人员不得擅自更改热封电流值大小，以免造成废品产生。

②在进行热封过程中任何人员不得将手放置于热封模板下部，以免影响热封模板的感应灵敏度。

③在自动剔废装置处不得遮挡光电感应开关，以免影响剔废检测精度。

5. BPX-120高速搓式旋盖机的标准操作规程

（1）开机前准备工作

①更换设备状态标识，将“正常”更换为“运行”标识。

②用75%乙醇对高速旋盖机的导轨、旋盖轮等与瓶盖接触的部位进行清洁。

③定班检查光电开关是否失灵及光电头积尘，若有光电头积尘，应及时清洗。

④定班检查拦瓶机构是否灵活、千斤线松紧是否合适。

⑤空机运转，检查高速旋盖机各部件运转情况，有无异常声响震动等，并在各运转部

位加润滑油。

⑥将塑料瓶盖放置到盛盖斗里面。

⑦每班运行前，检查转动链条润滑是否良好，有无过度磨损现象。

⑧每班运行前，检查瓶盖输送皮带有无卡顿现象，防止在运行过程中出现卡盖及供盖不及时等现象。

⑨每班运行前，检查旋盖轮是否过度磨损，以防止造成旋盖不紧等。

⑩每班运行前，检查旋盖出口剔废装置是否正常，剔废气阀是否能正常工作。

（2）开机运行

①开启输送带，并在输送带上放满瓶子，调节输送速度。

②启动送盖器，使落盖导轨内排满瓶盖（此时，送盖器应停止工作，待落盖导轨内瓶盖减少时，送盖器自动重新工作）。启动旋盖轮，调节旋盖轮转速；启动夹瓶同步带，调节同步带速度（同步带速度应略高于输送带速度，使进入同步带内的瓶子能保持一定的间距）。

（3）操作结束停机　当生产结束依次按下输送、旋盖、夹瓶、提升停止按钮，然后关闭电源开关，拔出电源插头。

（4）注意事项

①在旋盖工作中，不许用手触摸旋盖轮、同步带等，以防止伤手。

②旋盖过程中有倒瓶、卡瓶、卡盖等现象要停机处理。

③操作人员须严格按照洁净区管理制度更换服饰，以避免造成人身伤害及设备损害。

④操作中发生异常情况要及时报修，以免造成更大的设备故障。

⑤送盖器、旋盖头、导轨要经常保持清洁。

⑥各光电触头面应该保持清洁，用干燥棉花清洗，避免光电头有尘而失灵。

⑦各防尘罩有机玻璃应该保持透明、无灰尘。

⑧台面转动件中若出现渗油或漏油现象，应及时检查或维修，以免台面受到污染。

（5）设备清洁　执行《BPX-120高速搓式旋盖机清洁管理规程》。

四、问题引导

1. 生产前为什么要更换状态标识？

____

____

2. 铝塑包装生产中需要注意哪些安全问题？

____

____

3. 药品包装的作用有哪些？

____

____

五、任务实施

1. 按批包装指令单领取物料

详见表3-37。

2. 铝塑分装

（1）领取已灯检合格待分装的胶囊，确认待分装的胶囊批号与批生产指令相符。

（2）将药用聚氯乙烯（PVC）、铝箔安装于铝塑包装机上，每板10粒模具。

（3）确认压缩空气要求0.6MPa以上，热封的压力0.4MPa。

（4）设置上下板加热温度、热封温度等，待温度达到要求后，打开冷却水。

（5）开动机器试运行，设备运行正常后，将胶囊加入铝塑包装机加料斗中，开始铝塑包装。

（6）生产过程中，随时观察有无缺粒、破粒以及铝塑板的成型情况、热封、压痕、裁切情况是否正常。

（7）铝塑泡罩完毕，用洁净的塑料周转箱盛装铝塑板，交中间站，并填写铝塑包装记录表（表3-46）。

（8）按《泡罩分装岗位标准操作规程》SOP-09-038、《DPH-190铝塑泡罩包装机标准操作规程》SOP-05-154及相应的工艺参数执行。

（9）铝塑分装操作环境条件、主要生产设备及工艺参数见表3-38、表3-39。

表3-38　操作环境条件

生产区域：D级洁净区　环境：室温18~26℃、相对湿度45%~65%			
操作间名称	房间编号	设备名称	设备编号
铝塑分装间	4-1-113	铝塑泡罩包装机	GT-036

表3-39　铝塑分装工艺参数

序号	项　目	参　数
1	热封设定温度	220~240℃
2	上板设定温度	140~165℃
3	下板设定温度	125~165℃
4	压印温度	80~100℃
5	每板粒数	10粒
6	模具	1号模具
7	压缩空气	气压0.4~0.6MPa

3. 塑瓶分装

（1）领取已灯检合格待分装的胶囊，确认待分装的胶囊批号与批生产指令相符。

（2）装好50粒高速摆动数粒机模具，再根据塑料瓶的高度，调试高速自动理瓶机、高速搓式旋盖机、铝箔封口机、不干胶贴标机。

（3）按批指令换好“产品批号”“生产日期”“有效期至”等字码。

（4）调试完毕后，将胶囊置入摆动式数粒机料斗，按每瓶装50粒进行分装。

（5）生产过程中随时检查瓶盖内衬铝箔的密封效果、批号打印是否清晰、打印位置是否准确。

（6）瓶内包完成后交外包岗位，并填写瓶装生产记录。

（7）设备操作按《BSP-120型摆动式数片(粒)机使用标准操作规程》《BPL-120高速自动理瓶机使用标准操作规程》《BFT-120型铝箔封口机使用标准操作规程》《BPT-120不干胶贴标机使用标准操作规程》执行。

（8）生产性废弃物收集储存放在塑料桶内，盖封，标识“废弃物”，待与本班次的其他废弃物混合，送至垃圾场。班后清场，经过QA现场认定，并发放清场合格证。

（9）操作环境条件及主要生产设备、瓶分装工艺参数见表3-40、表3-41。

表3-40　操作环境条件

生产区域：D级洁净区环境　室温18~26℃、相对湿度45%~65%				
操作间名称	**房间编号**	**设备名称**	**设备编号**	**备注**
瓶分装间	4-1-112	高速摆动数粒机	GT-038	D级洁净区
		高速自动理瓶机	GT-037	
		高速搓式旋盖机	GT-040	
		铝箔封口机	GT-041	
外包间	4-1-031	不干胶贴标机	GT-042	非洁净区

表3-41　瓶分装工艺参数

序号	项　目	参　数
1	高速摆动数粒机	≤50瓶/分
2	旋盖速度	≤100瓶/分
3	分装规格	50粒/瓶
4	铝箔封口机	≤100瓶/分
5	不干胶贴标机	≤100瓶/分

4. 操作记录

上述各工序完成规定操作后，按照《原始记录填写管理规程》（SMP-08-008）要求，及时、准确、真实、清晰、完整地填写原始记录。

5. 清场、清洁

（1）上述各工序完成规定任务后，按照厂房及设施、设备、容器具清洁、消毒操作规程进行清洁、消毒，通过自查、复查、质监员检查合格后悬挂“已清洁”或“已消毒”状态标志，并记录。

（2）清洁完成后及时进行清场，依据《清场管理规程》执行。通过自查、复查、质监员检查合格后悬挂“已清场”状态标志及清场合格证，并填写清场记录以及清场合格证。

6. 收率、物料平衡

（1）各工序物料收率

表3-42　各工序收率

工序	收率（%）	计算公式	计算结果
瓶分装收率	95% ～105%	合格品数量/待分装品数量 × 100%	
铝塑收率	90% ～100%	合格品数量/(充填后胶囊重量+PVC使用+PTP使用) × 100%	

（2）各工序物料平衡

表3-43　物料平衡

工序	平衡率（%）	计算公式	计算结果
铝塑（PVC、PTP）物料平衡	100%	（使用数量+剩余数量+损耗数量）/领料数量 × 100%	
塑料瓶（盖）、瓶签	100%	（使用数量+剩余数量+损耗数量）/领料数量 × 100%	

六、评价反馈

1. 指导老师评价

表3-44　指导老师评价

<table>
<tr><th>评价内容</th><th colspan="2">技能要求</th><th>分值</th><th>得分</th></tr>
<tr><td rowspan="2">生产前准备</td><td>生产工具</td><td>1.检查核实清场情况，检查清场合格证。
2.对设备状况进行检查，确保设备处于合格状态。
3.对计量容器、衡器进行检查核准。
4.对生产用的工具的清洁状态进行检查</td><td rowspan="2">20</td><td rowspan="2"></td></tr>
<tr><td>物料准备</td><td>1.按生产指令领取包装材料。
2.按生产工艺规程制定标准核实所用原辅料（检验报告单、规格、批号）</td></tr>
<tr><td>包装操作</td><td colspan="2">1. 按操作规程对胶囊进行正确内包装。
2. 操作完毕能按正确步骤关闭机器</td><td>40</td><td></td></tr>
<tr><td>记录</td><td colspan="2">生产记录填写准确、完整</td><td>10</td><td></td></tr>
</table>

续表

评价内容	技能要求	分值	得分
清场	1.生产场地清洁。 2.工具和容器清洁。 3.生产设备的清洁。 4.清场记录填写准确、完整	20	
其他	正确回答带教老师提出的问题	10	

2. 学生自我评价

表3-45　学生自我评价

学生姓名：	
你是否参与了本次生产实训活动？	
你都参与了哪些具体任务？	
除了完成任务，你还主动做了哪些工作？	
你认为本次生产实训还有哪些需要改进的地方？	
本次实践你有什么收获？你都学到了哪些内容？	

七、车间能量站

“做良心药，做放心药”

反思案例：“毒胶囊事件”。2012年4月，经有关部门检测，××药业等9家药厂13个批次的胶囊剂药品质量检测有毒。原因是无良商家用工业废料生产的“工业明胶”替代“食用明胶”来做药用胶囊。而生产企业明知这种胶囊危及患者身体健康却也投入药品生产中，丧失了企业的道德底线，置企业的社会责任于不顾，侵犯了消费者的合法权益。因此，先做人，再制药，真正做到做好药、做良心药，守护消费者的健康。

八、胶囊内包装生产记录表格

表3-46 铝塑包装岗位记录

产品名称	还少胶囊	规格	0.42g/粒	产品批号		批量	160.0万粒
操作日期	年 月 日		班次			工艺规程编号	TS-09-001

生产前检查与准备	检查项目	确认结果
	确认铝塑包装岗位有清场合格证并在有效期内，并将该清场合格证贴在批记录背后；确认现场和设备处于清洁状态	□已确认
	确认需用仪器、仪表有校验合格证且在有效期内	□已确认
	确认岗位相应文件和记录齐全	□已确认
	确认已更换生产状态牌、设备状态牌	□已确认
	备注：已确认请确认人在确认结果项的方框里打"√"	确认人： 复核人：

按《铝塑包装岗位标准操作规程》《铝塑包装机标准操作规程》执行

设备名称	设备型号	设备编码	房间名称	操作间编号	温度℃	湿度%
铝塑包装机			铝塑分装间			

物料领料确认：PVC数量________kg 批号________ PTP 数量________kg 批号________

充填后的胶囊________kg 折算________万粒 批号________

操作要点	记录
热封设定温度：220～240℃；上板设定温度：140～165℃；下板设定温度：125～165℃；压缩空气：气压0.4～0.6MPa；模具：1号；每板10粒	热封设定温度：________℃；上板设定温度：________℃；下板设定温度：________℃；压缩空气：________MPa；模具：____号，每板____粒
产品批号： 有效期至：	
确认待铝塑物料品名、批号、规格与指令一至	确认人： 复核人：

充填后胶囊重量a（kg）	PTP使用量b（kg）	PVC使用量c（kg）	合格品重量d（kg）（含抽样__板）	收率范围	收率	偏差	计算公式
				90%～100%	%	正常□ 异常□	收率=d/(a+b+c)×100%

物料品名	上批结存量a（kg）	领用数量b（kg）	实用数量c（kg）	残损量d（kg）	结余数e（kg）	平衡率%	偏差	平衡率（%）
PVC							正常□ 异常□	(e+c+d)/(a+b)×100%
PTP							正常□ 异常□	

操作人： 工序负责人： QA：

备注：

表3-47　瓶分装岗位记录

产品名称	还少胶囊	规格	0.42g/粒	产品批号		批量	160.0万粒
操作日期	年　月　日			班次		工艺规程编号	TS-09-001

	检查项目	确认结果
生产前检查与准备	确认瓶分装贴标、岗位清场合格证并在有效期内，并将该清场合格证贴在批记录背后；确认现场和设备处于清洁状态	□已确认
	确认岗位相应文件和记录齐全	□已确认
	确认房间温度18~26℃、湿度45%~65%，操作间编号	温度____℃，相对湿度____%，操作间编号：________
	确认已更换生产状态牌、设备状态牌	□已确认
	备注：已确认请确认人在确认结果项的方框里打“√”	确认人：　　复核人：

按《瓶分装、贴标岗位标准操作规程》《高速自动理瓶机标准操作规程》《摆动式数粒机标准操作规程》《高速搓式旋盖机标准操作规程》《铝铂封口机标准操作规程》《不干胶贴标机标准操作规程》执行

设备名称	高速自动理瓶机	摆动式数片机	高速搓式旋盖机	铝铂封口机	不干胶贴标机
设备型号	BPL-120型	BSP-120型	BPX-120型	BPF-120型	BPT-120型
设备编码	GT-037	GT-038	GT-040	GT-041	GT-042

领料	生产上批产品批号________；剩余量60ml塑料瓶________个；进厂批号：________ 塑料瓶盖：________个，进厂批号：____________；瓶签：______张，进厂批号：________	
	60ml塑料瓶________个，进厂批号：____________；塑料瓶盖：______个，进厂批号：______	
	还少胶囊（0.42g/粒）瓶签：________张，进厂批号：________	复核人
	充填后的胶囊：______kg，折算：________万粒，批号：________	

项目	参数或标准	记录
塑料瓶规格	60ml	调试用60ml塑料瓶
数粒机模具、速度	1号模具，50粒/瓶，≤50瓶/分	____#模具，____粒/瓶，下料速度≤____瓶/分
旋盖速度、铝铂封口速度	≤100瓶/分	________瓶/分
确认生产日期、产品批号、有效期至	清晰、位置正确、与生产指令相符	生产日期：________；产品批号：________； 有效期至：________
贴标	速度≤100瓶/分	机速________瓶/分

收率	理论分装量a	实际分装量b（含抽样____瓶）	收率范围	收率	偏差	计算公式
	瓶	瓶	95%～105%	%	正常□　异常□	b/a×100%

物料平衡	物料品名	领用数量	使用数量	残损数量	本批结存数	损耗率	偏差	损耗率（%）
	塑料瓶（个）					≤2%	正常□　异常□	损耗数量/使用数量×100%
	塑料盖（个）					≤2%	正常□　异常□	
	瓶签（张）					≤3%	正常□　异常□	

操作人：　　　　工序负责人：　　　　QA：

项目四 小儿清热止咳口服液的生产

任务1 配液与滤过

一、学习目标

1. 掌握小儿清热口服液的工艺流程。
2. 能熟练操作口服液灌装线按处方和工艺流程生产出合格的口服液产品。
3. 具有严格执行标准操作规程的意识。

二、任务书

根据小儿清热止咳口服液的生产指令领取清膏、蔗糖等相关的原辅料，见表4-1。

表4-1 批生产指令单

产品名称	小儿清热止咳口服液	规 格	每支装10ml	产品批号	
生产周期	年 月 日至 年 月 日			工艺规程编号	TS-09-010
批量	万支	依 据	《小儿清热止咳口服液工艺规程》		
名 称		物料代码	单位	领料量	
小儿清热止咳口服液清膏		Z024	kg		
蔗糖		F001	kg		
蜂蜜		F034	kg		
苯甲酸钠		F010	kg		
工艺员：			制表日期：	年 月 日	
车间主管：			复核日期：	年 月 日	
质量管理部（签章）QA主管：			批准日期：	年 月 日	

三、获取资讯

1. 液罐的标准操作规程

（1）开机前准备工作

①开机前进行设备状态标识更换，由正常更换为运行。

②每班使用前，检查电源通断按钮（插座）能否正常通断。

③检查排污阀、出液口、清洗阀门等是否紧固，有无松动脱落现象。

④检查搅拌减速机有无漏油，润滑油油面是否符合要求。

⑤检查各配液输送管道是否连接完好，有无滴漏现象。

⑥检查蒸汽压力表是否正常，安全阀有无松动现象。

⑦每班使用前，应对液体观察窗进行擦拭清洗，便于搅拌过程中进行观察药液搅拌情况。

（2）开机运行

①关闭排污阀门和出液口、清洗口阀门及蒸汽阀门。

②开启进液阀、药液泵，对配液罐进行药液加注，加注过程中药液进入量，不允许超过罐体最大容积量的4/5（最大容积：2000L）。

③待药液加注完毕，关闭药液观察窗口，启动搅拌电机，开启蒸汽阀门进行配液与加热。

④配液搅拌结束开启出液口阀门，启动药液泵，将罐内药液输送到指定地点。

⑤罐内药液输送完毕，关闭药液泵，关闭出液阀门。

（3）操作结束停机

①设备使用结束，关闭搅拌电机电源，打开排污阀。

②设备清洗完毕，将“运行”状态标识牌更换为“正常”标识牌。

（4）注意事项

①配液罐在加温搅拌过程中操作人员不得打开观察窗进行观察操作，以免被蒸汽灼伤。

②在开启、关闭搅拌电机电源按钮时任何人员不得在手上有水（易导电）的情况下操作，以免触电。

③在蒸汽加热的过程中操作人员不得在无防护措施的情况下触摸蒸汽管道，以免造成烫伤。

（5）设备清洁　执行《配液罐清洁管理规程》。

2. 500L化糖罐的标准操作规程

（1）开机前准备工作

①更换设备状态标识，将“正常”更换为“运行”状态标识。

②检查集液盘安装是否紧固。

③检查主轴与转鼓安装是否紧固，旋转无碰撞、刮带声音。

④检查油杯是否有高速润滑油。

⑤检查皮带是否完好及旋转方向是否正确。

⑥检查进液是否符合要求。

⑦每班使用前，进行电源通断检查，查看电源开关（按钮）能否通断正常。

（2）开机运行

①启动电动机前旋转油杯使少量的润滑油进入进液轴承中。

②按下电源按钮，启动管式分离机。

③待机器全速无误后，方可打开进料阀门，先将阀门开小，待液体从集液盘流出后，将阀门开到预定的位置。

④分离操作是开始进料量较大而后变小的过程，以达到分离效果。

⑤根据出口液体的澄清质量与量的关系决定是否需要停机排渣。

（3）操作结束停机

①停机前必须先关闭进料阀，等到集液盘不流出液体时，方能停机。

②停机时必须旋转油杯使少量的润滑油进入进液轴承中。

③切断电源，待其自由停机，一般应大于6分钟。

④排渣及清洗转鼓。

（4）注意事项

①分离操作中，一般情况下，不要中间停止加料。

②停机不得在转鼓上及皮带轮上制动机器。

（5）设备清洁　执行《GQ(F)105管式分离机清洁管理规程》。

3. 清场

表4-2　清场的主要内容

项目	主要内容
清洁对象	配液罐
清洁频次	1.每天/每批生产结束后、更换品种。 2.超过有效期、维修后或其他特殊情况
清洁地点	就地清洁
清洁用具	不锈钢桶、不锈钢瓢、清洁抹布
消毒剂	75%乙醇
清洁方法	1.每班生产结束、更换品种 （1）放出罐底部沉淀物，用饮用水冲洗罐内表面10分钟，边冲洗边排放，冲洗完毕，再目视检查罐内壁应光洁，如有未冲洗掉的不洁痕迹，用A类抹布先擦拭去除后再用饮用水冲一遍。 （2）打开纯化水阀，将罐内壁再用纯化水冲洗一遍，排尽余水。 （3）用A类抹布蘸取75%乙醇擦洗设备内表面进行消毒后盖上罐盖。 （4）用洁净的B类抹布擦净罐壁外表面至光洁，再用75%乙醇将外表面擦拭一遍。 2.停产3天后再恢复生产、设备维护后，应按上述清洁方法重新进行清洁
干燥存放	用清洁抹布进行擦拭至水迹清除后自然晾干，定位存放
清洁工具的清洗和存放	按《洁具清洁标准操作规程》执行
废弃物处理	产生的废弃物应按《废弃物管理规程》规定进行处理

续表

项目	主要内容
清洁效果评价	肉眼检查应无可见污物。QA检查合格挂上“已清洁”“待运行”状态标志，“已清洁”状态标志牌上注明效期。如不合格则重新清洁操作直至合格
清洁有效期	不超过3天

四、问题引导

1. 配液有哪两种方法，各自的优缺点是什么？

____

____

____

2. 化糖岗位对化糖的质量要求是什么？

____

____

3. 该液体制剂为什么要加防腐剂？

____

____

五、任务实施

1. 处方依据

（1）法定处方　《中国药典》（2020年版）

麻黄	90g	苦杏仁(炒)	120g	石膏	270g
甘草	90g	黄芩	180g	板蓝根	180g
北豆根	90g				

制成1000ml

（2）生产处方　每批理论产量12万支，生产批量处方见表4-3。

表4-3　生产批量处方

名　　称	数量（kg）	实际称量数量
小儿清热止咳口服液	12万支相当收浸膏量	
蔗糖	120.0	
蜂蜜	240.0	
苯甲酸钠	3.6	
制成12万支(10ml/支)		

2. 制剂工艺流程图

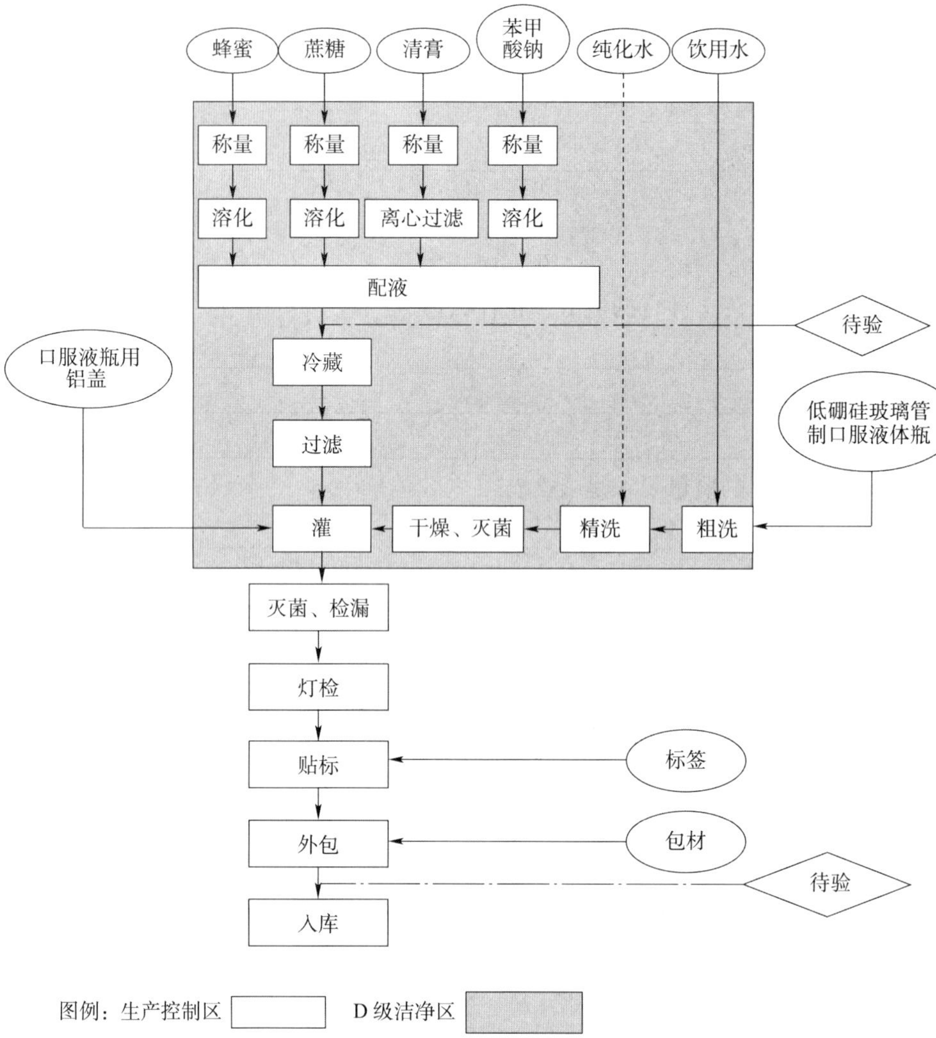

图 4-1　制剂工艺流程图

3. 操作过程

（1）人员

车间操作人员（含操作工、技术人员、质量管理人员、管理人员等），必须按照《人员与机构设置的管理规范》予以配置、培训，考核合格后批准上岗。

人员按照《员工培训管理规程》进行职前培训、上岗培训、继续教育培训等多种形式的培训，以提高员工素质，丰富知识和提高技能。

身体健康条件符合《人员健康管理规程》的要求。

人员依据《员工行为规范管理规程》《人员着装管理规程》《人员卫生管理规程》的要求，规范行为举止、穿戴着装、卫生行为。

人员按照《工作服管理规程》使用与进入区域相适应的工作服装，并依据《生产控制区工作服清洗标准操作规程》《洁净区工作服清洗标准操作规程》执行工作服装的清洁、消毒制度。

人员按照《人员净化更衣标准操作规程》规定的更衣程序进入各岗位。

进入洁净区前，开启空调净化系统30分钟以上，方可开始生产操作。

（2）检查、确认

检查、确认暂存间，清场合格，且在有效期内。

检查、确认设备与设施、工具、容器、工作台面，清洁、无上批遗留物。现场留存有上批《清场合格证》（副本），且在有效期内。

按照规定进行了使用前的清洁或消毒、清场检查，超过有效期或不合格时，依据《清场管理规程》重新清场、检查与评价。

根据用量选择适宜量程和精密度的衡器、量具等计量器具，具体规程见《计量器具管理规程》。确认衡器、量具性能完好，具有《检定/检验合格证》，并在检定合格期内，清洁卫生。

检查、确认辅料、中间产品等物料在品种、规格、数量、质量等方面符合本工序的要求。

检查、确认现场的文件、标识、状态标志等符合本工序的要求。

符合要求后更换生产状态牌、设备状态牌开始生产。

环境指标符合生产控制区的标准，方可进行生产操作。

（3）领料操作过程

依据批生产计划、《批指令管理规程》，生产管理部根据生产由工艺员起草《批生产指令》经主管审核，送QA主管逐项复核审定签批后生效。

车间物料员依据批指令填写“领料单”（表4-4），前往仓储管理部限额领取物料。

每批理论产量12万支，由车间主管或工艺员按物料名称及数量通知物料员领取物料。

表4-4　领料单

物料名称	代码	配料量	实际量
小儿清热止咳口服液清膏	Z024	12万支相当收膏量	
蔗糖	F001	120.0kg	
蜂蜜	F034	240.0kg	
苯甲酸钠	F010	3.6kg	

车间物料员、仓管员依据《物料发放管理规程》《物料称量计数管理规程》《车间领用、发放物料管理规程》《物料发放标准操作规程》《领发料标准操作规程》的规定，称量、复核，并填写《称量、记数记录》，领取的物料按照每种物料种类予以包装，张贴“物料签”，将物料送至车间物料暂存间。分类码放整齐。

禁止发放、使用下列物料：①无放行单的；②包装破损、雨淋、受潮、发霉的；③外观标识不清、无标识的；④超过最长贮藏期的。

（4）操作

检查称量用的电子台秤应清洁完好，并有校验“合格证”，且在有效期内。

按批生产指令称量配料并填写相关记录表格4-17，每批批量为12万支（10ml/支）。

按批生产指令单分别称取以上原辅料；称量操作时应有独立的复核人，核对称量器具的有效性、物料标识、物料外观性状、称量读数等项目。

称量配料操作环境条件见表4-5。

表4-5 称量配料操作环境条件

洁净区：D级洁净区，环境：温度18~26℃、相对湿度45%~65%	
操作间名称	房间编号
称量配料间	

（5）蜂蜜溶化

①操作 化糖罐内加入约120L纯化水，加热至沸后，缓缓加入蜂蜜，边加边搅拌，煮沸10分钟，过滤、备用。设备操作按《500L化糖罐标准操作规程》执行。由于蜂蜜溶化时限有要求，配液应当班（天）完成。

②工艺条件及参数 操作环境条件及主要生产设备编号、蜂蜜溶化工艺参数见表4-6、表4-7。

表4-6 操作环境条件

洁净区：D级洁净区，环境：温度18~26℃、相对湿度45%~65%			
操作间名称	房间编号	生产设备	设备编号
化糖间		化糖罐	

表4-7 蜂蜜溶化工艺参数

序号	项目	参数
1	加热蒸汽压力	≤0.25MPa
2	煮沸时间	10分钟
3	过滤筛目	200目

（6）蔗糖溶化

①操作 化糖罐内加入约150L纯化水，加热至沸后，缓缓加入蔗糖，搅拌至蔗糖全部溶化，煮沸10分钟，过滤，备用。设备操作按《500L化糖罐标准操作规程》执行。由于化糖溶化时限有要求、配液应当班（天）完成。完成之后填写化糖等相关记录表4-18。

②工艺条件及参数 操作环境条件及主要生产设备编号、化糖工艺参数见表4-8、表4-9。

表4-8　操作环境条件及主要生产设备编号

洁净区：D级洁净区，环境：温度18~26℃、相对湿度45%~65%			
操作间名称	房间编号	生产设备	设备编号
化糖间	4-1-065	化糖罐	YT-03

表4-9　化糖工艺参数

序号	项　　目	参　　数
1	加热蒸汽压力	≤0.25MPa
2	煮沸时间	10分钟
3	过滤筛目	200目

（7）清膏过滤

①操作　清膏用管式离心机过滤、泵入配液罐，备用。设备操作按《GQ105-J高速管式离心机标准操作规程》《500L化糖罐标准操作规程》执行。

②工艺条件及参数　操作环境条件及主要生产设备编号、过滤工艺参数见表4-10、表4-11。

表4-10　操作环境条件及主要生产设备编号

洁净区：D级洁净区，环境：温度18~26℃、相对湿度45%~65%			
操作间名称	房间编号	生产设备	设备编号
配液间		GQ105-J高速管式离心机	

表4-11　过滤工艺参数

序号	项　　目	参　　数
1	转速	15000转/分

（8）配液、冷藏、过滤

①配液、冷藏操作

取苯甲酸钠，置不锈钢桶内，加入纯化水10L搅拌使其完全溶解后。

开启隔膜泵将已过滤的清膏、蔗糖溶液、蜂蜜溶液、苯甲酸钠溶液泵入到配液罐中。

开启配液罐搅拌电机开关，搅拌混合，使清膏、蔗糖溶液、蜂蜜溶液、苯甲酸钠溶液充分混合，同时开启蒸汽加热至沸后保持微沸30分，停止加热。

加入纯化水定溶至1200L，搅拌混合均匀。

泵入冷藏静置罐中，开启冷却循环水，冷藏静置24~48小时。

②过滤操作

按下电源按钮，启动管式分离机。

待机器全速无误后，方可打开进料阀门，先将阀门开小，等待液体从集液盘流出。

根据出口液体的澄清质量与量的关系决定停机排渣，清洗。

冷冻静置的配液后取上清液，用管式离心机过滤后泵入贮液罐，备用。

设备操作按《JG-2000型搅拌式配液罐使用操作规程》《500L化糖罐标准操作规程》《GQ105-J高速管式离心机标准操作规程》执行。

③工艺条件及参数　操作环境条件及主要生产设备、工艺参数见表4-12、表4-13。

表4-12　操作环境条件及主要生产设备

洁净区：D级洁净区，环境：温度18~26℃、相对湿度45%~65%			
操作间名称	房间编号	生产设备	设备编号
口服液体制剂车间配液间	4-1-066	配液罐	YT-19
		GQ(F)105高速管式离心机	YT-12
	4-1-067	静置罐	YT-01

表4-13　配液、冷藏、过滤工艺参数

序号	项　目	参　数
1	煮沸温度、时间	100℃，30分钟
2	静置时间、静置温度	24~48小时，2~10℃
3	蒸汽压力	≤0.2 MPa
4	过滤转速	15000转/分

④中间控制要求　配液送检，检测其性状、相对密度、pH、鉴别、含量，应符合《小儿清热止咳口服液溶配液质量标准》规定。过滤后的配液需要经过检验合格、QA评价合格且放行，送至下一工序。填写配液冷藏生产记录（表4-19）。

（9）收率、物料平衡，计算并填写表4-14。

表4-14　工序收率

工序	收率（%）	实际收率
配液静置过滤后收率	95% ~100%	

计算方式：

配液静置过滤后收率=配液静置过滤后体积/药液理论体积 × 100%

4.清场　按《清场管理规程》执行，并取下房间及设备状态标志，清洁后放于中控室。

（1）操作间按《洁净厂房清洁消毒标准操作规程》执行。

（2）设备分别按《配液罐清洁标准操作规程》《GQ105-J管式分离机清洁标准操作规程》执行。

（3）容器具按《工用容器具管理规程》执行。

（4）经QA人员检查合格后，发放“清场合格证”，房间挂上“清洁合格”状态标志，设备挂上“已清洁”状态标志，做好记录。

5.异常情况处理

（1）出现故障应立即停机并进行应急处理后，通知设备维修人员作进一步修理。

（2）出现异常情况按《生产过程偏差处理管理规程》执行，并作好《生产偏差处理记录》。

六、评价反馈

1.指导老师评价

表4-15　指导老师评价

<table>
<tr><th>评价内容</th><th colspan="2">技能要求</th><th>分值</th><th>得分</th></tr>
<tr><td rowspan="2">生产前准备</td><td>生产工具</td><td>1.检查核实清场情况，检查清场合格证。
2.对设备状况进行检查，确保设备处于合格状态。
3.对计量容器、衡器进行检查核准。
4.对生产用的工具的清洁状态进行检查</td><td rowspan="2">20</td><td rowspan="2"></td></tr>
<tr><td>物料准备</td><td>1.按生产指令领取生产原辅料。
2.按生产工艺规程制定标准核实所用原辅料（检验报告单、规格、批号）。
3.准确称取物料</td></tr>
<tr><td>配液与过滤操作</td><td colspan="2">1. 按操作规程正确完成化糖和化蜂蜜。
2. 能按照操作规程使用化糖设备以及高速管式离心机。
3. 操作完毕能按正确步骤关闭机器</td><td>30</td><td></td></tr>
<tr><td>加防腐剂</td><td colspan="2">正确计算防腐剂用量</td><td>10</td><td></td></tr>
<tr><td>记录</td><td colspan="2">生产记录填写准确完整</td><td>10</td><td></td></tr>
<tr><td>清场</td><td colspan="2">1.生产场地清洁。
2.工具和容器清洁。
3.生产设备清洁。
4.清场记录填写准确完整</td><td>20</td><td></td></tr>
<tr><td>其他</td><td colspan="2">正确回答带教老师提出的问题</td><td>10</td><td></td></tr>
</table>

2. 学生自我评价

表4-16　学生自我评价

学生姓名：	
你是否参与了本次生产实训活动？	
你都参与了哪些具体任务？	
除了完成任务，你还主动做了哪些工作？	
你认为本次生产实训还有哪些需要改进的地方？	
本次实践你有什么收获？你都学到了哪些内容？	

七、车间能量站

“育人为本、德育为先”

了解“长生疫苗事件”“齐二药事件”等诸多药害事故的相关信息，明白是什么原因导致悲剧的发生？是责任心，也是制药企业每位员工严守职业道德的意义。我国高等教育对于“培养什么样的人、如何培养人以及为谁培养人”这个根本问题，其核心根基在于铸魂育人。党的十八大以来，党中央高度重视高校思想政治工作，多次强调要“把立德树人作为教育的根本任务”。中药制剂培养的目标，与恪守职业道德底线的职业操守相融合，恪守职业道德底线，对于未来从业于医药行业的大学生尤为重要，是最基本的职业操守教育。

八、配液岗位生产记录表格

表4-17　制剂称量配料记录

产品名称	小儿清热止咳口服液	规格	每支装10ml	产品批号		批量	12万支
操作日期	年　月　日		班次		工艺规程编号	TS-09-010	

	检查项目	确认结果
生产前检查与准备	确认称量配料岗位有清场合格证并在有效期内，确认工器具、设备处于“已清洁”及“待运行”状态	□已确认
	确认需用仪器有校验合格证且在有效期内，房间温度18~26℃、湿度45%~65%、前室对本房间压差≥5Pa，操作间编号	房间温度____℃、湿度____%、前室对本房间压差≥____Pa，操作间编号____
	确认岗位相应文件和记录齐全并受控	□已确认
	确认已更换生产状态牌、设备状态牌	□已确认
	备注：已确认请确认人在确认结果项的方框里打“√”；衡器的确认需要双人复核，其中包括称量的独立复核人	确认人： 复核人：

设备操作按《台称标准操作规程》执行

		物料名称	批号	单位	批配料量	物料去向
称量复核	1.按照制剂批生产指令，选择相应精度的电子台秤，准确称量，一人称量、一人单独复核，确认无误后，置适宜的洁净容器内，并标注名称、代码、净重等，浸膏、苯甲酸钠送到配液间，蔗糖、蜂蜜送到化糖炼蜜间； 2.配料后剩余的原辅料，应密封，重新贴上状态标识，注明品名、规格、批号、数量等内容及时退回原辅料暂存间或原辅料仓库	小儿清热止咳口服液浸膏		kg		配液
		蔗糖		kg		化糖
		蜂蜜		kg		化蜜
		苯甲酸钠		kg		配液
	称量人：	复核人：				

相对称量误差(≤1%)	计算公式:(最小感量值/所称物料最小重量)×100%		台秤最小感量值：________	
	相对称量误差	最大值：________	偏差	□正常　□异常

复核检查内容(在□内划√)	称量器具的有效性	物料标识	物料外观性状	称量读数	其他	复核人
	正常□ 异常□	正常□ 异常□	正常□ 异常□	正常□ 异常□		

操作人：　　　　工序负责人：　　　　QA：

备注：

表4–18　蜂蜜、蔗糖溶化记录

产品名称	小儿清热止咳口服液	规格	每支装10ml	产品批号		批量	12万支
操作日期	年　　月　　日		班次		工艺规程编号	TS–09–010	

	检查项目	确认结果
生产前检查与准备	确认炼蜜岗位有清场合格证并在有效期内，确认工器具、设备处于“已清洁”及“待运行”状态	□已确认
	确认需用仪器、仪表有校验合格证且在有效期内	□已确认
	确认岗位相应文件和记录齐全并受控	□已确认
	确认已更换生产状态牌、设备状态牌	□已确认
	备注：已确认请确认人在确认结果项的方框里打“√”	确认人： 复核人：

按《化糖岗位标准操作规程》执行

设备名称	设备编号	操作间名称	操作间编号	房间温度℃	湿度%
化糖罐					

操作：①蜂蜜溶化，化糖罐内加入纯化水约120L，加热至沸后,缓缓加入蜂蜜，边加边搅拌，不断搅拌加热，煮沸10分钟；②蔗糖溶化，化糖罐内加入纯化水约150L，加热至沸后,缓缓加入蔗糖，边加边搅拌，不断搅拌加热，煮沸10分钟

蜂蜜溶化	蜂蜜重量	kg	蔗糖溶化	蔗糖重量	kg
	纯化水加入量	L		纯化水加入量	L
	煮沸时间（10分钟）	时　　分~ 时　　分		煮沸时间（10分钟）	时　　分~ 时　　分
	蒸汽压力（≤0.2 MPa）	MPa		蒸气压力（≤0.2 MPa）	MPa
过滤	200目		过滤	200目	
	过滤起止时间	时　　分~ 时　　分		过滤起止时间	时　　分~ 时　　分

交接：过滤后的蜂蜜溶液、蔗糖溶液泵入配液罐内

操作人：　　　　　　　　工序负责人：　　　　　　　　QA：

备注：

表4-19　配液、冷藏记录

产品名称	小儿清热止咳口服液	规格	每支装10ml	产品批号		批量	12万支
操作日期	年　月　日~　月　日	班 次		工艺规程编号	TS-09-010		

	检查项目	确认结果
生产前检查与准备	确认配液岗位有清场合格证并在有效期内，确认工器具、设备处于“已清洁”及“待运行”状态	□已确认
	确认需用仪器、仪表有校验合格证且在有效期内	□已确认
	确认岗位相应文件和记录齐全并受控	□已确认
	确认已更换生产状态牌、设备状态牌	□已确认
	备注：已确认请确认人在确认结果项的方框里打“√”	确认人：　　复核人：

按《GQ105高速管式离心机标准操作规程》《配液过滤岗位标准操作规程》执行

设备名称	设备编号	房间名称	操作间编号	房间温度℃	湿度%
高速管式离心机					
配液罐					

核对物料编码、品名、批号、规格、数量应与批生产指令相符，按批投料量，双人复核投料	确认人： 复核人：

清膏离心	取小儿清热止咳口服液静置后的清膏，经转速为15000转/分的GQ105-J高速管式离心机离心				
	离心前清膏重量：　　kg				
	离心分离起止时间：　　时　　分~　　时　　分				
配液混合	取苯甲酸钠置不锈钢桶内，加纯水10L搅拌使其完全溶解后与蔗糖溶液、蜂蜜溶液一并加入配液罐中与清膏混合，搅拌同时开启蒸汽加热至100℃，保持微沸30分钟后，停止加热，加入纯水至配液量1200L；搅匀，泵入冷藏静置罐中，开启冷却循环水，冷藏静置24~48小时，过滤后泵入贮液罐备用				
	苯甲酸钠溶解	取苯甲酸钠：　　kg，加纯化水：　　L搅拌溶解			
	煮沸时间	min	煮沸温度	℃	
	煮沸起止时间	时　分~　时　分	补加纯化水量　　L	溶配液总量(a)：　　L	
	搅拌起止时间：　　时　　分~　　时　　分		取样量：	实测相对密度：	
冷藏静置	静置罐编号：	冷藏静置温度：　　(2~10℃)			
	冷藏静置时间：　　小时	冷藏静置起止时间：　　日　　时　　分~　　日　　时　　分			
	静置液过滤后收得率：	收率b/a：	收率范围：	95%~100%	
过滤	用转速为15000转/分的GQ105-J高速管式离心机过滤后泵入贮液罐	过滤后药液量(b)：			

备注：

任务2　灌封

一、学习目标

1. 掌握灌封的生产环境要求。
2. 能熟练操作口服液灌装线并按工艺流程生产出合格的口服液产品。
3. 具有GMP意识，规范操作。

二、任务书

根据小儿清热止咳口服液的生产指令领取口服液体瓶等相关的物料，见表4-20。

表4-20　批生产指令单

产品名称	小儿清热止咳口服液	规　格	每支装10ml	产品批号	
生产周期	年　月　日至　年　月　日			工艺规程编号	TS-09-010
批量	12　万支	依　据	《小儿清热止咳口服液生产工艺规程》		
名　称		物料代码	单位	领料量	
A型钠钙玻璃管制口服液体瓶		B077	万支		
铝制易通盖		B061	万支		

工艺员：	制表日期：　年　月　日
车间主管：	复核日期：　年　月　日
质量管理部（签章）QA主管：	批准日期：　年　月　日

三、获取资讯

1. YQCL20/4型立式超声波清洗机的标准操作规程

（1）开机前准备工作

①首次启动前，参照保养的有关说明，对所有需要润滑的部件加注润滑油，检查减速箱内油平面，需要时，加注相适应的润滑油。

②检查包装容器是否与机器上配备的规格件相符，容器必须满足其相应的标准，并符合生产安排的要求。

③确认机器安装正确，气、水管路和电路连接符合要求；将清洗好的滤芯装入过滤器罩内，并检查滤罩及各管路接头是否紧牢。

④插好超声波清洗箱溢水管，插好储水箱溢水管，注意密封圈是否完整。

⑤打开注射用水进入超声波清洗箱的阀门08QN25，给超声波清洗箱注水，超声波清洗箱注满入水后，水将自动溢入储水箱内。储水箱水满后，即可关闭阀门08QN25。

⑥完成以上准备工作，则可正常运行，准备开机。

（2）开机运行

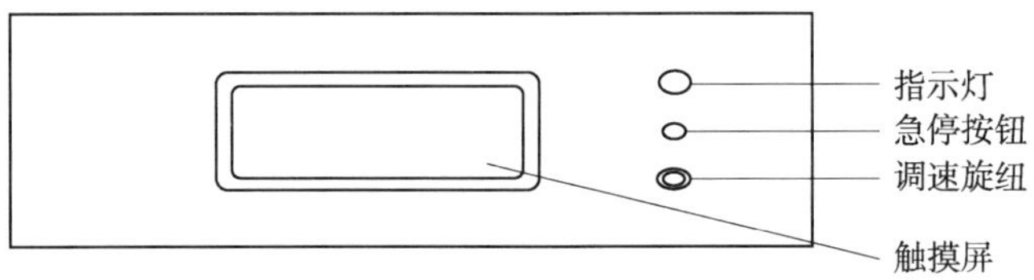

图4-2　电控箱面板图

①打开电器箱后端主开关，主电源接通，红色信号灯亮。（图4-2）

②在操作画面上轻触“加热一”“加热二”，它们的信号灯分别由灰色变成绿色，储水箱自动加热，并将水温恒定在50～60℃。

③打开注射用水控制阀门08QN24，调节使压力监测装置08BP02显示压力使$0.2\text{MPa} < P < 0.3\text{MPa}$。

④调整压缩空气过滤器前调压器08QN01，使其输出压力为0.3MPa（即减压阀上压力表显示为0.3MPa）。

⑤在操作画面上轻触“循环水泵”按键，水泵状态指示灯由灰色变成绿色，同时将循环水过滤罩（08HQ03）顶上的排气阀打开，将里面的空气排尽。水泵起动时储水箱内水位会下降，这时应打开注射用水阀门08QN25，将储水箱、超声波水箱补满水。

⑥打开循环水控制阀08QN32，调节使压力监测装置08BP01显示压力为$0.2\text{MPa} < P < 0.3\text{MPa}$。

⑦打开喷淋水控制阀08QN33，并使其阀门保持适当开度（以能将空瓶注满水为准）。

⑧在操作画面上轻触“超声波”，启动超声波。

⑨在操作画面上轻触“输瓶电机”，启动输瓶网带，将“调速旋钮”逆时针旋至最小。

⑩正常生产：在主机运行方式选择画面里轻触“自动/手动”按键，选择“自动运行”，其指示灯由灰色变成绿色，表示机器正在自动运行状态。

⑪顺时针旋转“调速旋钮”，慢慢设定主机速度直到与容器规格相适应的位置。

⑫如果要将机器上所有瓶子走空，可先将自动运行状态关闭（点击“自动运行”变成灰色），然后选择开关“调试操作”位，在此状态下按下点动手柄，直到所有瓶子被清洗完成。但为保证容器清洗的洁净度，应保持所有的清洗条件不变。

（3）操作结束停机

①将“自动运行”点击至灰色状态，主机停止，主机状态指示灯由绿色变为红色，主机停止运行。

②在操作画面上分别轻触“加热一”“加热二”，它们的状态指示灯分别由绿色变成灰色，水箱停止加热。

③在操作画面上依次轻触“循环水泵”“超声波”“输瓶电机”按钮，其状态指示灯由绿色变成灰色，水泵、超声波、输瓶网带停止运行。

④关闭压缩空气供给阀。

⑤关闭注射用水供给阀。

⑥关闭主电源开关，电源信号灯熄灭。

⑦拉起储水箱的溢水管，将储水箱的水排空。

⑧拉起超声波清洗箱溢水管，将超声波清洗箱内水排空。

⑨用水将超声波清洗箱冲洗干净，清洗储水箱的过滤网，必要时清洗过滤器内的过滤芯，将机器外部的污迹擦干净。

（4）设备清洁　执行《YQCL20/4型立式超声波清洗机清洁管理规程》。

（5）维护保养　执行《维护保养管理规程》。

（6）其他　设备在运行结束后，操作人员须按照实际运行情况填写《设备使用日志》。

2. YGZ15/16型口服液灌轧机的标准操作规程

（1）开机前准备工作

①设备开始使用前须明确各开关、指示灯的功能作用。

②电源开关，接通或关闭整机电源。

③电源指示灯，整机电源接通时亮，关闭时不亮。

④电池指示灯(PLC)，当PLC机内装电池正常时不亮，电池能量即将耗尽时该灯点亮；指示操作人员应在7天之内更换PLC内装电池，注意更换电池时PLC断电时间不能大于3分钟(注意：新型CPM2A型PLC无此指示)。

⑤无瓶指示灯(接近开关)，输入网带上瓶子少于最少定值时，指示灯亮，机器不能启动。

⑥记数器，记录并显示经过光纤传感器的瓶子总数。在正常生产时，可做班产量的参考值。

⑦紧急开关，在紧急情况下使用的应急开关，不论机器处于什么状态，按下此开关后，机器立即断电停车；如需重新开启，则需将此开关复位后重新启动。

⑧完成以上各部位开关及光电开始功能认识后，进行设备的状态标识更换。

（2）开机运行

①打开电源总开关，电控箱上的电源指示灯亮。

②将各计量泵及管路里的空气由人工预先排尽。

③将输送带上装满瓶子，点下触摸屏上输送带起动按钮，这时输送带送瓶。然后打开

进液阀让贮液槽装满药液，人工使灌注泵及管道中充满药液。旋动理盖振荡旋钮，慢慢加大振荡使盖子理好进入输盖轨道。

④将自动空车开关拨到自动位置上。

⑤将计数器清零。

⑥按下主电机开启按钮，再旋动调速按钮，慢慢加快速度调到合适速度后就停止旋钮，这时再看进瓶量能否供得上，如果不适合可调旋钮，以致所需速度。然后观察供盖系统，加大输盖振荡，使盖进到落盖口。

⑦工作中出现故障需紧急停机，按下红色紧急停止按钮即可。

（3）操作结束停机

①依次关闭主电机、关闭送瓶按钮、关闭振动。

②停机后将速度旋钮调至零位。

（4）注意事项

①由于该灌轧机适应多规格的口服液灌装工序，因此在更换规格时应相应地对零部件进行规格调整更换。

②设备清洁　执行《YGZ15/16型口服液灌轧机清洁管理规程》。

（5）其他　设备在运行结束后，操作人员须按照实际运行情况填写《设备使用日志》。

3. KSZ620/43-E隧道式灭菌干燥机的标准操作规程

（1）开机运行

1）电源开关柜操作标准。

①将开关柜里的断路器全部合上。

②用钥匙打开电源柜电源开关。

③在触摸屏轻触“操作画面”按键进入操作画面，按“网带手动”，观察输瓶网带运行情况，最低运转1小时。再“按网带自动”按钮，轻触“温度设定”按键进入温度设定画面，设定干燥机的干燥灭菌温度。使干燥机在运转中，当干燥灭菌温度低于设定温度时，电加热管会自动加热。

注意：设定停机温度可保证干燥机内各层流风机在温度低于设定温度以下时能自动停机，调好后可固定，不必经常调整。

④在触摸屏上轻触“操作画面”按键，进入操作画面，启动“日间工作”按钮，各层流风机开始运转，电加热管开始加热。

⑤检查电加热管加热情况，转动“电源开关”，观察“电流指示”表电流情况。

⑥将走带控制选择“自动”方式。

⑦轻触“日间启动”按键后，整个干燥机处于自动状态，温度自我调节到设定温度值。如果电机过载，风压过高，风门没打开，立刻会弹出报警画面，并停止加热。

⑧轻触“日间启动”，按下“夜间启动”按键，输瓶网带电机停止、加热停止。预热层流电机、加热层流电机、冷却层流电机、抽湿排风电机、冷却排风电机信号指示灯都亮，表示都在运行。当干燥灭菌箱风的温度低于100℃时，加热层流电机、冷却排风电机

停止，其他风机继续运行，保持干燥机隧道内部处于层流屏蔽状态，以免外部空气进入隧道内。

2）正确使用

①空车运行，检查所有电机是否运转正常，有无异常响声。

②测量、观察各段的风速和风压：预热段风速大于0.45m/s，相对于房间正压；干燥灭菌段风速大于0.6m/s，相对于房间正压；冷却段风速大于0.45m/s，相对于房间正压。

③容器瓶由洗瓶机进入干燥机时，应将链条放置在洗瓶机的出瓶口处挡住，以便扶持容器瓶进入输瓶网带而不致倒瓶。当容器瓶进入后，排列聚集到一定数量后，输瓶网带两侧的信号板逐渐增大，产生一定的挤压力，使限位弹片发生位移，从而接通启动开关，驱动输瓶网带减速电机开启，输瓶网带前移。

④洗瓶机停机后，在电器柜控制面板上轻触“手动走带”后，可以不断推动瓶子补充给下道工序的灌装加塞机或灌装轧盖机。用一个可以插入预热段进瓶台板的插板，手动向前推动剩余的容器瓶到输瓶网带上，并在尾端放上链条，以控制不倒瓶。

（2）规格更换

①更换瓶子规格后，需调节风门与瓶口的高度。

②根据容器瓶规格更换的需要，可以调节改变干燥机的干燥灭菌设定温度，但必须能达到烘干和灭菌的效果；干燥灭菌的最高设定温度为350℃。

③需重新协调好自动线上的前、后设备生产速度。

（3）电器操作

①日间启动　打开电源开关，设定好温度、压力参数后，检查各部件正常后，启动“日间启动”，烘箱将自动升温，待达到设定温度时将自动恒温，即可开始工作。

②日间停止　轻触触摸屏“日间停止”按钮，烘箱将自动停止加热，待烘箱干燥灭菌区温度低于100℃时方可切断电源停机。

③夜间启动　轻触触摸屏“夜间启动”按钮，烘箱将自动停止加热，待烘箱干燥灭菌区温度低于100℃时，烘箱加热层流风机将停止运转，冷却段、预热段层流风机将继续运转，保持烘箱内的风压，确保箱内瓶子处于百级层流的保护下，瓶子不受污染。

④自动运行时　干燥机与前部洗瓶机。后部灌封机联动，干燥机预热段，进瓶台板上的信号板启动开关动作，输瓶网带运行送瓶，当干燥机预热段进瓶台板上过度挤瓶时，挤瓶启动开关动作，控制洗瓶机停机。

⑤手动运行时　干燥机预热段进瓶台板上两边的接近开关不起控制作用，当灌封机挤瓶时，输瓶网带停止走瓶，否则输瓶网带走瓶。

（4）操作结束停机　按照上面的开机顺序逐级关闭按钮，并关闭电源，锁好电源控制柜。

（5）设备清洁　执行《隧道灭菌干燥机清洁管理规程》。

（6）其他 设备在运行结束后，操作人员须按照实际运行情况填写《设备使用日志》。

4. 清场

（1）要求

①每批药品的每一生产阶段完成后必须进行清场。

②确保设备和工作场所没有遗留与本次生产有关的物料、产品和文件。

③清场完成，填写清场记录。清场记录包括操作间编号、产品名称、批号、生产工序、清场日期、检查项目及结果、清场负责人及复核人签名等内容。

④清场记录应当纳入批生产记录。

（2）状态变更

①生产结束时，撤销操作间、设备等“生产状态标识卡”“运行中”状态。

②设置“待清洁”“待清场”状态。

（3）清场顺序按照“先清场、再清洁、最后再次清场”的步骤，清洁与消毒按照“先清洁、后消毒”“先环境、再设备与设施；先上部、外部，再下部、内部”的步骤，优化清场与清洁程序，确保清场与清洁效果。

四、问题引导

1. 在生产过程中，如果机器出现故障，应该怎么办？

____

____

2. 液体制剂常用的内包材有哪些？

____

____

3. 在玻璃瓶烘干过程中为什么选用隧道式烘干机？

____

____

五、任务实施

1. 领取物料

根据领料单领取10ml A型钠钙玻璃管制口服液体瓶以及铝制易通盖。

2. 玻瓶清洗干燥

（1）操作 在拆外包间内拆除玻瓶外包装，将玻瓶输送至口服液洗烘灌封联动机组进行清洗、干燥。设备操作按《YQCL20/4型立式超声波清洗机标准操作规程》《KSZ620/43-E隧道式灭菌干燥机标准操作规程》执行。

（2）工艺条件及工艺参数

表4-21　操作环境条件及主要生产设备表

洁净区：D级洁净区，环境：温度18~26℃、相对湿度45%~65%			
操作间名称	房间编号	生产设备	设备编号
玻瓶清洗干燥室		立式超声波清洗机	
		KSZ620/43-E隧道式灭菌干燥机	
口服液拆包室		——————	

表4-22　玻瓶清洗干燥工艺参数

序号	项　目	参　数
1	循环水压力	0.1～0.3 MPa
2	纯化水压力	0.1～0.3 MPa
3	洗瓶压缩空气压力	0.4～0.6MPa
4	烘干温度	170℃ ± 10℃
5	洗瓶速度	100～380支/分

（3）中间控制要求　玻瓶经清洗和压缩空气吹扫后，其玻瓶内壁应无肉眼可见异物及污渍，瓶内无明显积水（将瓶口倒置，不会立即有水滴流出）。玻瓶经干燥灭菌后，瓶内应无水渍，内外光洁。并填写洗瓶记录。

3.灌封

（1）操作　将静置后的溶配液泵入待灌装不锈钢桶内，开启口服液灌装扎盖机，调整装量、灌轧。设备按《灌装轧盖岗位标准操作规程》执行。并填写罐装轧盖记录。

（2）操作环境条件及工艺参数

表4-23　操作环境条件及主要生产设备

洁净区：D级洁净区，环境：温度18~26℃、相对湿度45%~65%			
操作间名称	房间编号	生产设备	设备编号
灌装轧盖间		YGZ15/16灌装轧盖机	

表4-24　灌装轧盖工艺参数

序 号	项　目	参　数
1	装　量	10.0～10.5ml
2	灌装速度	100～380支/分

（3）中间控制要求　灌装轧盖后的产品应外观清洁、封口严密、无漏液、装量符合规定。装量检查在开始灌装的前半小时内每隔10分钟进行一次，以后每1小时检查一次。并填写检查记录。

4.时限要求

灌封、灭菌应于当班当天继续加工。

灌封工序如当天不能继续加工。做好包装、标识，输送到静置罐开起冷冻循环水予以管理，并设置状态标志。

5. 操作记录

上述各工序完成规定操作后，按照《原始记录填写管理规程》要求，及时、准确、真实、清晰、完整地填写原始记录。

6. 清洁及消毒、清场

上述各工序完成规定任务后，按照厂房及设施、设备、容器具清洁、消毒操作规程进行清洁、消毒，通过自查、复查、质监员检查合格后悬挂“已清洁”或“已消毒”状态标志，并记录。

清洁完成后及时进行清场，依据《清场管理规程》执行。通过自查、复查、质监员检查合格后悬挂“已清场”状态标志及清场合格证，并填写清场记录。

班中的清场，授权现场QA予以现场评价，合格时准许进入其他品种或下批生产，并在记录中签字确认。

7. 物料收率

表4-25 工序收率

工序	收率(%)	实际收率
灌封收率	90%～100%	

计算方式：
灌封工序收率=灌轧产出量/药液理论灌装量×100%

表4-26 物料损耗

品名	代码	批处方用量	损耗率(%)	批消耗额
A型钠钙玻璃管制口服液体瓶		12万支	≤10	
铝制易通盖		12万支	≤5	

六、评价反馈

1. 指导老师评价

表4-27 指导老师评价

评价内容	技能要求		分值	得分
生产前准备	生产工具	1.检查核实清场情况，检查清场合格证。 2.对设备状况进行检查，确保设备处于合格状态。 3.对计量容器、衡器进行检查核准。 4.对生产用的工具的清洁状态进行检查	20	
	物料准备	1.按生产指令领取生产原辅料。 2.按生产工艺规程制定标准核实所用原辅料(检验报告单、规格、批号)。 3.准确称取物料		

续表

评价内容	技能要求	分值	得分
清洗灌封操作	1.按操作规程使用玻璃瓶清洗机。 2.能按照《隧道式灭菌干燥机标准操作规程》进行操作。 3.能正确操作灌装轧盖设备。 4.操作完毕能按正确步骤关闭机器	40	
记录	生产记录填写准确完整	10	
清场	1.生产场地清洁。 2.工具和容器清洁。 3.生产设备清洁。 4.清场记录填写准确、完整	20	
其他	正确回答带教老师提出的问题	10	

3. 学生自我评价

表4-28　学生自我评价

学生姓名：	
你是否参与了本次生产实训活动？	
你都参与了哪些具体任务？	
除了完成任务，你还主动做了哪些工作？	
你认为本次生产实训还有哪些需要改进的地方？	
本次实践你有什么收获？你都学到了哪些内容？	

七、灌封岗位生产记录表格

表4-29　A型钠钙玻璃管制口服液体瓶清洗干燥记录

产品名称	小儿清热止咳口服液	规格	每支装10ml	产品批号		批量	12万支
操作日期	年　　月　　日		班 次		工艺规程编号	TS-09-010	

	检查项目	确认结果
生产前检查与准备	确认玻瓶清洗位有清场合格证并在有效期内，确认工器具、设备处于“已清洁”及“待运行”状态	□已确认
	确认需用仪器、仪表有校验合格证且在有效期内	□已确认
	确认岗位相应文件和记录齐全并受控	□已确认
	确认已更换生产状态牌、设备状态牌	□已确认
	确认房间温度18~26℃、湿度45%~65%、前室对本房间压差≥5Pa，操作间编号	温度____℃，相对湿度____%，压差____Pa，操作间编号：______
	备注：已确认请确认人在确认结果项的方框里打“√”	确认人：　　复核人：

设备操作按《立式超声波清洗机标准操作规程》《杀菌干燥机标准操作规程》执行

洗瓶机设备编号		烘干机设备编号	

A型瓶数量：　　　　支；　　进厂批号：　　　　　　确认人：

玻瓶清洗	洗瓶速度(100~380支/分)		支/分	
	压缩空气压力（0.4~0.6MPa）		MPa	
	纯化水压力（0.1~0.3MPa）		MPa	
	循环清洗水压力（0.1~0.3MPa）		MPa	
	玻瓶清洗质量：玻瓶内壁应无肉眼可见异物及污渍，将瓶口倒置，不会立即有水滴流出		□符合　□不符合	
干燥杀菌	干燥灭菌温度（170℃±10℃）	℃	玻瓶干燥质量：瓶内无水渍，内外光洁	□符合　□不符合

操作人：　　　　　　工序负责人：　　　　　　QA：

备注：

表4-30 灌装轧盖记录

产品名称	小儿清热止咳口服液	规格	每支装10ml	产品批号		批量	12万支
操作日期	年 月 日		班次		工艺规程编号	TS-09-010	

生产前检查与准备	生产前检查与准备	
	检查项目	确认结果
	确认灌装轧盖岗位有清场合格证并在有效期内，并将该清场合格证贴在批记录背后；确认现场和设备处于清洁状态	□已确认
	确认岗位相应文件和记录齐全	□已确认
	确认已更换生产状态牌、设备状态牌	□已确认
	确认房间温度18~26℃、湿度45%~65%、前室对本房间压差≥5Pa，操作间编号	温度____℃，相对湿度____%，压差____Pa，操作间编号：____
	备注：已确认请确认人在确认结果项的方框里打“√”	确认人： 复核人：

按《灌轧岗位标准操作规程》《灌轧机标准操作规程》执行

领料确认	铝制易通盖数量： 支， 进厂批号：	确认人：
	小儿清热止咳口服液溶配液数量： L，批号：	

灌轧							
操作	将静置后的溶配液泵入待灌装桶内，开启口服液灌装轧盖机，调整装量在10～10.5ml/支，灌装过程中随时检查外观（清洁、封口严密、无漏液）及装量						
操作记录	运行时间	灌轧		设备编号：		确认人	
		10ml/支	是否符合	速度(100~380支/分)	外观		
	起： 时 分 止： 时 分		□是□否	实测： 支/分	□是□否		
	装量检查在开始灌装的前半小时内每隔10分钟进行一次，以后每30分钟检查一次，应在装重范围内						

物料名称	单位	领取数量	使用数量（含抽样 支）	剩余数量	损耗数量	损耗率	A型瓶损耗率（应<10%）；铝盖损耗率（应<5%）；损耗数量/使用数量×100%
A型瓶	支						偏差：□正常 □异常
铝制易通盖	支						偏差：□正常 □异常

灌轧后合格数量： 支

收率范围	灌轧收率	偏差	灌轧计算公式：
90%～100%	%	正常□ 异常□	灌轧产出量/药液理论灌装量×100%

交接：做好标识移交灭菌岗位　　接收人：

操作人：　　工序负责人：　　QA：

备注：

表4-31　灌装轧盖质量检查记录

产品名称	小儿清热止咳口服液			规格		每支装10ml		产品批号					批量		12万支	
操作日期	年　月　日							班次								
设定装量	10～10.5ml / 支			装量上限：10.5ml / 支					装量下限：10 ml / 支							
装量检测	检测频次：开始灌装的前30分钟内，每10分钟检查一次，以后每30分钟检查一次，每次1~15支各抽1支检查。结果判定：符合用“√”表示；不符合用“×”表示															
序号 时间	1	2	3	4	5	6	7	8	9	10	11	12	13	14	15	结果判定
时　分																
时　分																
时　分																
时　分																
时　分																
时　分																
时　分																
时　分																
时　分																
时　分																
时　分																
时　分																
时　分																
时　分																
时　分																
时　分																
时　分																
时　分																
时　分																
时　分																
时　分																
时　分																
时　分																
时　分																
外观质量检查：（外观清洁、封口严密、无漏液）											□符合规定　□不符合规定					
操作人：								工序负责人：						QA：		

任务3　灭菌

一、学习目标

1. 掌握目前几种常见的灭菌方法。
2. 能熟练操作灭菌柜。
3. 具有严格执行标准操作规程的意识。

二、任务书

根据小儿清热止咳口服液的生产指令领取灌装好的瓶装口服液，并完成灭菌环节，生产任务见表4-32。

表4-32　生产指令单

产品名称	小儿清热止咳口服液	规格	每支装10ml	产品批号
包装规格	□6支/盒×120盒/件；□5支/盒×120盒/件；□10支/盒×120盒/件 在规格打“√”表示			
依　　据	《小儿清热止咳口服液工艺规程》			工艺规程编号　TS-09-010
理论产量	12万支			
生产日期： 产品批号： 有效期至： 序　　号：				

三、获取资讯

1. 水浴式灭菌柜的标准操作规程

（1）开机前准备工作

①更换设备状态标识牌，将原悬挂的“正常”标识牌更换为“运行”状态标识牌。

②每班使用前，应对设备电源开关（按钮）进行通断检查，以保证其良好的通断能力。

③每班使用前，进行打印装置检查，查看其打印纸张是否足够，其色条色泽是否良好。

④检查能源供给源（蒸汽、饮用水、纯化水、压缩空气、电源等），是否接通正常并有能源输出，各控制阀门是否正常。

⑤压缩空气正常供给范围须调节至0.4~0.7MPa。

⑥灭菌内室压力在启动前其压力应为0。

⑦检查蒸汽源压力是否为：0.4~0.6MPa。

⑧检查水源压力是否为：0.15~0.3MPa。

⑨以上工作准备完毕，检查须灭菌物品，将待灭菌物品运送至灭菌车。

（2）开机运行

①接通电源，进入系统的权限登录界面。

②按下“操作者登录”按钮，进入操作界面。

③按下“门操作”按钮，进入门操作界面。

④先按下“前门真空”按钮，再按下“开前门”按钮，用手将门打开。

⑤将待灭菌消毒物品运送至柜体内，先将门闭合到位，触摸屏门闭指示信号亮起，此时按下“关前门”按钮，将门关闭；然后待触摸屏门关指示信号亮起，再按下“前门密封”按钮，将设备密封到位。

⑥工艺员登录系统，进入工艺员界面，根据灭菌物品和灭菌工艺设置参数。

⑦工艺参数设置完成后，按下“操作界面”按钮，进入操作界面，操作人员根据灭菌物品的需要选择相应灭菌程序，待灭菌程序设置完成后，返回操作界面，按下“自动运行程序”按钮，进入自动程序界面，按下“启动”按钮，设备进行自动灭菌。

⑧待灭菌完成后，按下弹出图框界面中的“停止”按钮，返回操作界面，按④步骤，将柜门打开，取出物品（注意：开门取物或装载物品请注意防护，防止烫伤）。

（3）操作结束

①操作结束，将灭菌产品取出，排除灭菌内室的沉积液体（水、破碎药液等），关闭排水阀门。

②关闭中成药灭菌柜总电源，将应急按钮旋至应急状态，再次使用前旋回正常状态。

③填写设备运行记录。

④清洁结束更换设备状态标识牌，将“运行”状态标识牌更换为“正常”状态标识牌。

⑤操作完毕须保持灭菌内室的干净、干燥。

（4）注意事项

①灭菌过程中操作人员不得随意更换指定工艺程序参数，以免造成不必要的设备与物料损伤。

②在蒸汽加热开启的情况下，操作人员不得裸手触碰蒸汽管道、排水管道，以免被烫伤。

③在进行触摸屏操作时，不得以尖锐、锋利的物品点击触摸屏，以免损伤触摸屏及其灵敏度。

④在非紧急情况下操作人员不得按下紧急停车按钮。

⑤在灭菌过程中操作人员不得随意开启或关闭各阀门，避免造成机器故障。

⑥清洗设备时不得将水溅到电器元件上，以防短路。

（5）设备清洁　执行《水浴式灭菌柜清洁规程》。

2. 清场

表4-33　清洁洁项目及主要内容

项目	主 要 内 容
清洁对象	水浴式灭菌柜
清洁频次	1.每天/每批生产结束后、更换品种。 2.超过有效期。 3.维修后或其他特殊情况
清洁地点	就地清洁
清洁用具	不锈钢桶、不锈钢瓢、清洁抹布
清洁方法	1.每天/每批生产结束后、更换品种 （1）关闭电源，打开柜门，关闭蒸汽阀。 （2）每次灭菌后，清理出灭菌柜体内的异物，以免这些杂物进入循环管道引起堵塞。 （3）用A类抹布擦净操作内表面，并用B类抹布擦净灭菌柜外表面及相关的管道外表面。 2.超过有效期 按1中的（3）执行。 3.维修后或其他特殊情况 （1）按1中的（3）执行。 （2）每周用纯化水清洗灭菌柜循环水管道的过滤网
干燥存放	用清洁抹布进行擦拭至水迹清除后自然晾干，在位存放
清洁工具的清洗和存放	按《洁具清洁标准操作规程》执行
废弃物处理	产生的废弃物应按《废弃物管理规程》规定进行处理
清洁效果评价	肉眼检查应无可见污物。QA检查合格挂上“已清洁”“待运行”状态标志牌，“已清洁”状态标志牌上注明效期。如不合格则重新清洁操作直至合格
清洁有效期	不超过5天

四、问题引导

1. 湿热灭菌的优点有哪些，适合哪些物料？

____

____

2. 如果没有严格执行灭菌温度和时间的设定，后果是什么？

____

____

五、任务实施

1. 领取物料

根据生产领料单领取12万支灌装好的口服液。

2. 灭菌

（1）操作　将灌装轧盖后的小儿清热止咳口服液装入中药安瓿水浴灭菌器内，开启蒸汽进行灭菌。设备操作按《YXQ.EAK-1.5-SG水浴式安检灭菌柜使用标准操作规程》SOP-05-089执行。

（2）工艺条件及参数

表4-34　操作环境条件及生产主要设备

洁净区：D级洁净区，环境：温度18~26℃、相对湿度45%~65%			
操作间名称	房间编号	生产设备	设备编号
灭菌间前室	4-1-024	YXQ.EAK-1.5-SG水浴式安检灭菌柜	YT-13
灭菌间后室	4-1-025		

注：灭菌柜进料门在洁净区，出料门在非洁净区

表4-35　灭菌工艺参数

序号	项　目	参　数
1	灭菌温度	100℃ ± 2℃
2	灭菌时间	30分钟
3	蒸汽压力	0.1 ~ 0.3MPa

（3）操作记录　上述各工序完成规定操作后，按照《原始记录填写管理规程》要求，及时、准确、真实、清晰、完整地填写原始记录（表4-20）。

3. 清场、清洁

上述各工序完成规定任务后，按照厂房及设施、设备、容器具清洁、消毒操作规程进行清洁、消毒，通过自查、复查、质监员检查合格后悬挂“已清洁”或“已消毒”状态标志，并记录。

清洁完成后及时进行清场，依据《清场管理规程》（SMP-09-018）执行。通过自查、复查、质监员检查合格后悬挂“已清场”状态标志及清场合格证，并填写清场记录以及清场合格证。

4. 时限要求

灭菌当天不能继续加工。完成装盘、标识后，送至冷冻库管理，并设置状态标志。

5. 变更控制

生产工艺、关键设备、辅料的改变、清洁消毒方式的改变、检验方法的改变等应进行验证，评价符合标准后按《变更控制管理规程》（SMP-10-023）进行变更，批准后执行。

6. 偏差处理

若有偏离生产工艺、操作规程以及质量不合格、称量不准确、时间超限等影响质量的

关键因素发生，停止操作。填写《偏差通知》报告车间技术人员，车间技术人员按《偏差处理管理规程》根据具体情况提出解决方案，并填写《偏差调查处理报告》报经质量管理部批准后执行。

上述处理过程详细记录、存档。

7. 中间产品质量控制

（1）中间产品标准、控制方法　中间产品有灌封、灭菌后口服液等中间产品，授权QA、工艺员、班组长履行监督责任。

（2）中间产品贮存要求

①配液后装入冷藏罐，贮藏温度2～10℃。

②过滤后的配液需要经过检验合格、QA评价合格且放行，送往下一工序。

③灭菌后的口服液由QA确认后放行。

④中间产品必须有明显的状态标志，标明：品名、批号、数量、生产状态、生产日期等，并定置存放。

8. 收率、物料平衡计算

表4-36　物料平衡

工序	收率（%）	计算方法	实际结果
成品收率	90%~100%	成品收率＝实际产量（万支）/理论产量（万支）×100%	

六、评价反馈

1.指导老师评价

表4-37　指导老师评价

评价内容	技能要求		分值	得分
生产前准备	生产工具	1.检查核实清场情况，检查清场合格证。 2.对设备状况进行检查，确保设备处于合格状态。 3.对计量容器、衡器进行检查核准。 4.对生产用的工具的清洁状态进行检查	20	
	物料准备	1.按生产指令领取生产原辅料。 2.按生产工艺规程制定标准核实所用原辅料（检验报告单、规格、批号）。 3.准确称取物料		
灭菌操作	1.按操作规程使用灭菌设备。 3.能按照操作规程装盘、标识，送至冷冻库管理，并设置状态标志。 4.操作完毕能按正确步骤关闭机器		40	
记录	生产记录填写准确、完整		10	

续表

评价内容	技能要求	分值	得分
清场	1.生产场地清洁。 2.工具和容器清洁。 3.生产设备清洁。 4.清场记录填写准确、完整	20	
其他	正确回答带教老师提出的问题	10	

2. 学生自我评价

表4-38　学生自我评价

学生姓名：	
你是否参与了本次生产实训活动？	
你都参与了哪些具体任务？	
除了完成任务，你还主动做了哪些工作？	
你认为本次生产实训还有哪些需要改进的地方？	
本次实践你有什么收获？你都学到了哪些内容？	

七、车间能量站

诺贝尔奖、共和国勋章获得者屠呦呦先生，发现了抗疟药物青蒿素，攻克了一个世界性的健康难题，挽救了数百万人的生命。屠呦呦先生的团队在古籍里收集2000多种方药、筛选380余种中药提取物，只为快速找到抗疟灵感，因此在研究传统药物的道路上需要有无私奉献的工匠精神，信仰传统中医药文化，有持之以恒的精神。

八、灭菌岗位生产记录表格

表4-39 灭菌记录

产品名称	小儿清热止咳口服液	规格	每支装10ml	产品批号		批量	12万支
操作日期	年 月 日		班次		工艺规程编号	TS-09-010	

	检查项目	确认结果
生产前检查与准备	确认灭菌岗位有清场合格证并在有效期内，并将该清场合格证贴在批记录背后；确认现场和设备处于清洁状态	□已确认
	确认岗位相应文件和记录齐全	□已确认
	确认已更换生产状态牌、设备状态牌	□已确认
	备注：已确认请确认人在确认结果项的方框里打“√”	复核人： 确认人：

设备按《YXQ.EAK-1.5-SG水浴式安检灭菌柜使用标准操作规程》执行

设备名称	设备编号	操作间编号
水浴式中药灭菌柜		

领料确认	待灭菌产品为“小儿清热止咳口服液”，批号：	□已确认	确认：

1. 将灌封好的口服液瓶装入灭菌柜中灭菌。
2. 灭菌工艺参数：蒸汽压力在0.1~0.3MPa，灭菌温度100℃±2℃，灭菌时间30分钟

待灭菌品数量：________支，共装________盘

项目	灭菌数量(盘)	蒸汽压力	升温时间	灭菌时间	灭菌温度
第一车			时 分~ 时 分	时 分~ 时 分	
第二车			时 分~ 时 分	时 分~ 时 分	
第三车			时 分~ 时 分	时 分~ 时 分	
第四车			时 分~ 时 分	时 分~ 时 分	
第五车			时 分~ 时 分	时 分~ 时 分	
第六车			时 分~ 时 分	时 分~ 时 分	
第七车			时 分~ 时 分	时 分~ 时 分	
第八车			时 分~ 时 分	时 分~ 时 分	

操作人： 工序负责人： QA：

备注：

参考文献

[1] 国家药品监督管理局.药品GMP指南[M].北京：中国医药科技出版社，2023.
[2] 易东阳，刘葵.中药药剂学[M].北京：中国医药科技出版社，2020.
[3] 汪小根，刘德军.中药制剂技术[M].北京：人民卫生出版社，2019.
[4] 王泽.药物制剂设备[M].北京：人民卫生出版社，2018.